JN050510

まとめてみた
整形外科

第 2 版

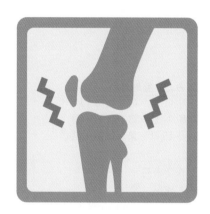

天沢ヒロ

医学書院

〈シリーズ まとめてみた〉整形外科

発　行　2015 年 6 月 1 日　第 1 版第 1 刷
　　　　2019 年 6 月 1 日　第 1 版第 4 刷
　　　　2020 年 5 月 15 日　第 2 版第 1 刷©

著　者　天沢ヒロ
発行者　株式会社　医学書院
　　　　代表取締役　金原　俊
　　　　〒113-8719　東京都文京区本郷 1-28-23
　　　　電話　03-3817-5600(社内案内)
印刷・製本　横山印刷

ISBN978-4-260-04159-1

まず，最初に重要なアドバイスをしましょう．**整形外科は深く追求しすぎないこと**をオススメします．やる気 max な皆さんからすれば，「はぁ？」という感じかもしれませんね．ですが，いったん冷静になって聞いてください．

マイナー科に分類されている科は，患者さんにとってはメジャー科であるということにお気づきでしょうか？　特に整形外科は，昨今の医療において非常に需要の高い分野です．これからの時代は，何科に進むにせよ，整形外科疾患を無視して臨床に携わることは難しいでしょう．しかし，国試では整形外科の出題頻度がそこまで多くない．他の科では専門医が診ればいいような細かい知識まで出題されているところもあるのに，現場（臨床）とのギャップはますます開くばかりです．

それはなぜなのか．いろいろな大人の事情も見え隠れしますが，ひとつ無理矢理に納得する答えを著者なりに見出しました．それは，**マイナー科の中でも整形外科は特に奥が深い＆範囲の広い領域であり，本気で理解するには到底時間が足りないから諦めたのだ**，ということです．大学によっては，整形外科は「肩グループ」や「腰グループ」などに分かれています．これは，専門医の中でも分野ごとに特化しなければならないほど，それぞれの領域を追求するのが難しくなっているためです．専門医にとってもこんな状況なのに，あらゆる科を勉強しなければならない皆さんにとってそれは酷だろう，という優しさだと結論づけました（無理すぎ？笑）．ただ，実際には整形外科疾患を知らずに国試を通過すると，そのあとが非常に辛いです．

そこで，本書では**非専門医でも理解しておくべきところを中心に学ぶこと**に重きを置きました．現役臨床医である私からの視点を，国試に主眼をおいた「まとめてみた 整形外科 第1版」に加えることとしました．結果，**国試**

にも研修医以降にも役立つコスパの高い本に仕上げることができました.

　まずは研修医になって絶対診るであろう**"骨折"**から学習し，**部位ごとに common diseases を学び，最後に細かな疾患を覗いてみる**，という構成になっております. 拙書の他のマイナー科と比較すると，病態生理を重視するというよりも，体育会系な整形外科のノリに合わせて，**反射的に「これじゃね！？」**と選べるようになることを目標としている部分もあります.

　なによりも皆さんが楽しみながら本書を読んでいただければ，これ幸いです. それではいきましょう！

2020 年 3 月

天沢ヒロ

　学生時代に常々感じていたのは「もっと読みやすい参考書があればな〜」ということでした．今の医学生の国家試験の勉強方法としては，ビデオ講座＋教科書＋問題集というのが主流ですよね．しかし，受験のように独学でも勉強したい！と思ったときに，一気にハードルが上がってしまうことに気がつきました．専門書はある程度全体を理解してから読むと面白いのですが，初学の場合または国試だけを考えるとオーバーワークになりがちです．

　そんなときに「専門書ほど詳しくないけれど，医学生が知っておきたいこと（国試や臨床研修で使えること）だけをまとめたら面白いのでは？」と考えたのが本書のはじまりです．

　臨床ではAの場合もある，Bの場合もある，Cの場合もあるという例外的なことに驚くばかりですが，基本を知らなければなにが例外なのかも分かりません．著者個人の意見ですが，医学生はまず基本を完璧にすることが重要だと考えています．これは受験のときも同様でしたが，基本を疎かにして応用問題（臨床）を解くことは不可能だと考えるためです．基礎をしっかり固めることでどんな問題にも応用をきかせる能力を身につける，ということに重点を置いて本書を作成しました．

　ただし，（どんな本でもそうですが），1冊だけですべてを網羅することは不可能です．「もっと詳しい内容を知りたい！」という方は，「標準シリーズ」（医学書院刊）などを参照するとよいでしょう．詳しすぎる内容は本書のコンセプトから外れてしまうため，あえて割愛しているところもあります（ただし，国試の範囲を網羅するには十分な内容になっています）．

　マイナー科目は国試全体の20〜30%程度を占めますが，年々難しくなってきている内科に比べて差がつきやすく，合否に大きく直結する重要な科目になります．4問に1問はマイナーから出題されると考えたときに，それらに対して自信をもって解けるというのは大きな差ですよね．「マイナーか…勉強不足だ〜」と思うよりも「マイナーきた！　差をつけられる」と思え

ることで，どれほど本番を楽にできるでしょうか.

　また，実際の国試の問題とその解法についても本書で学習できるようにしました．問題に対する思考プロセスをなぞることによって，自ずと解けるようになっていることにびっくりするでしょう．最初は難しく感じるかと思いますが，慣れてくれば非常に応用のきく解き方になっています．有機的に知識がつながる感覚を，ぜひ皆さんも体験してみてください．何度も解き直すことにより，その威力を実感できると思います.

　また，章の分け方も著者オリジナルに設定しました．章ごとに記憶しておくことにより，頭の中で整理することがやさしくなるように工夫しました．皆さんの理解に少しでも貢献できればと願っております.

2015 年 5 月

天沢ヒロ

解いてみた

※添付の赤シートをご利用いただけます.

装丁・本文デザイン　加藤愛子（オフィスキントン）

0 難しく考えすぎない 整形外科のキモ

◆年齢と解剖学的アプローチで 80% 解ける！

病歴や身体所見を重視する本シリーズのスタンスは，整形外科との相性がバッチリです．主訴，年齢，部位の 3 つの情報だけでも，鑑別はかなり絞れてしまいます．これはなぜかというと，**実際の臨床でも同じアプローチ**だからです．

解剖についてはイチから覚え直す必要はありませんが，疾患を学ぶうえで必要な知識については，その都度おさらいしてください．そのときは，**実際に自分の身体を動かしたり，触ったりして覚えるとよいです**．文字でみると難しく感じるものも，簡単に感じるはずです．

◆画像は補助的に利用する

整形外科だけに限りませんが，皆さんには**できるだけ病歴で決着をつける癖をつけてほしい**と思っています．もちろん，病歴だけで判断がつかないときには画像で解く必要のある問題もありますが，そういったときの画像は典型的であることがほとんどです．逆に，病歴が典型的な場合には画像は難しいことが多いです．

そのため，あくまで画像は補助的に利用するというスタンスに立つことをオススメします．落ちたらどうしよう……という不安から，「画像も読めるようにしたい」と欲張りたくなる気持ちはわかります．しかし，**難易度の高いことに縛られない方が案外成績がよくなるもの**です．それを"効率がよい"という人もいますが，本シリーズでは"ライン引き"として何度もお話させてもらっています．

◆本書の使い方

　基本的に本書をどのように使うかは，皆さん1人1人にお任せします．一応，章構成は問題も含めて順番に読み進めていくことで，最大限のコストパフォーマンスを出せるよう，著者なりに工夫をしています．

　ただ，1つだけ著者と約束してください．それは**復習を怠らない**ということ．特に本番前になればなるほど，みんなと差をつけたい！などの邪念が入り，新しいものに手を出しがちですが，本書を繰り返して，できるところをより確実にする方が，国試の合格率は間違いなくアップします．新しい知識を仕入れれば一種の安堵感のようなものを得るかもしれませんが，全体で見ればマイナスに働いてしまうのです．なぜなら，大事なところの知識の定着が結局疎かになってしまうから．**受験と国試は違うんです！**　みんなが解けない難問を解くことが合否を分けるのではなく，**みんなが解ける問題を落とさないこと**がとても重要なのです．本書の内容の半分も理解できていないまま，合格している先輩たちもたくさんいるのです．そういった人たちはこの感覚が鋭いんですよ．つまり，重要なところを落とさない，いわゆる効率のよい人たちです．それが良い悪いは別としても，国試に受かるための重要な要素であることは間違いありません．オススメとしては，1週目は解剖・病態生理を意識して，それぞれの疾患のイメージづくり．2週目は1週目で得た基盤を利用して，1つ1つの疾患の理解を深める．3週目以降は記憶の定着を確実にする，とよいでしょう．試験本番には，第○章のどこどこにこういうことが書いてあったなぁ～まで思い出せるくらいになっていると最高です．

1 合併症が意外と多い 骨折（総論）

全身の骨（成人）にはおおよそ 206 個の骨があります．理論上，そのすべてに骨折は起きうるわけですが，起こる部位というのはだいたい決まっています．まずは，骨折の全体像を本章で学び，第 2 章と第 3 章では**年代別に知っておくべき各骨折**について，学びましょう．

◆骨折をなめてはいけない！

転倒や転落など何らかの受傷機転によって，ボキッ！といけば，**疼痛**や**腫脹**を生じます．患者さんも「骨折したかも……」と来院することが多いので，疾患想起は難しくありません．

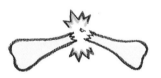

あとは **X 線**（**レントゲン**）で確認すればいいのですが，現実的には，骨折を指摘するのがなかなか難しいこともあります．そんなときには，**CT/MRI** を活用しましょう．

Amasawa's Advice

 X 線でハッキリしない骨折 → CT/MRI を使おう！

◆骨折の原因は大きく 3 つに分けられる

骨折を見つけた際には，原因を探ることがとても大切です．すぐに思いつくのは，**外傷**でしょう．先程の例のように転倒，転落，交通事故などさまざまな受傷機転があります．骨折するようなエピソードがないときには**病的骨**

折と**疲労骨折**の 2 つを考えましょう.

　病的骨折とは，骨粗鬆症や骨腫瘍が背景にあるために骨が脆弱化し，「えっ？そんなことで骨折したの？」というくらいの軽微な外力で骨折してしまうものです．例えば，尻もちをついただけで，椎体が骨折してしまう，などです.

　疲労骨折は名前のとおりで，特定の骨にのみ負荷（疲労）が蓄積し続けることで生じる骨折です．ほとんどがスポーツのしすぎで生じるので，若年者に好発するのがポイントです．スポーツによって特定の動作があるため，普段どんなスポーツをどういうレベルで行っているのか，が大事となってきます.

| 重要 | **骨折の原因まとめ** |

　① **外傷性骨折**
　② **病的骨折**
　③ **疲労骨折**

◆開放骨折は emergency ！

　"複雑骨折"って聞いたことがありませんか？　先ほどは原因別に名前をつけましたが，今度は臨床的に名前をつけたものです．複雑骨折は一見すると，バラバラになって複雑化した骨折のような印象を受けますが，骨が外部と交通してしまった状態を指します．**開放骨折**と同義です.

　骨折をみた際に開放骨折か否かは，はじめに確認すべき最重要事項です．なぜなら，外部と交通するということは，感染のリスクが非常に高いということであり，**緊急手術（デブリドマン）**の適応となるため．後ほど詳しく解説しますが，骨の感染症は非常に厄介なのです.

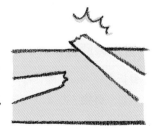

　開放骨折に対してデブリドマンを行った後は，創外固定および抗菌薬の投与を行います．感染に対して最大限の対応をしているわけです．ですので，内部に異物を入れることとなる内固定は禁忌となります．ここは，しっかりおさえておきましょう．ちなみにですが，6～8時間以内にデブリドマンができれば感染リスクを抑えられることが知られており，golden timeと呼ばれています．

重要 **開放骨折の治療まとめ**

① **デブリドマン**
② **創外固定**
③ **抗菌薬**

◆閉鎖骨折はさまざまな治療方法がある

　外部との交通がない骨折（皆さんが医師になって経験するであろう多くの骨折）は，**閉鎖骨折**または単純骨折といいます．

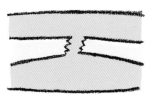

　骨は自然につながろうとするため，基本的にはこれをサポートする保存療法（非観血的整復術）でOK．しかし，つながりが悪いようであれば手術（観血的整復術）も検討します．これらにはさまざまな方法があり細分化しています．国試に出そうなところを記載しておくので，なんとなく知っておいてください．

●保存療法（非観血的整復術）

・徒手整復：手で，正常な解剖学的肢位に近づける
・牽引法　：道具を使って持続的に力をかけ，正常な解剖学的肢位に近づける
・外固定　：ギプス・シーネが代表的．動きを抑えるために固定する
・装具療法：松葉杖など．受傷部位に負荷をかけないようにする（免荷）

●**手術療法**（観血的整復術）

・内固定 ：体内に金属を入れて固定する

・創外固定 ：体外から金属を入れて固定する．骨接合術など

・人工関節置換術：股関節や膝関節に対する人工骨頭置換術など

| 重要 | **閉鎖骨折の治療まとめ** |

① **保存療法**：徒手整復，牽引法，外固定，装具療法
② **手術療法**：内固定，創外固定，人工関節置換術

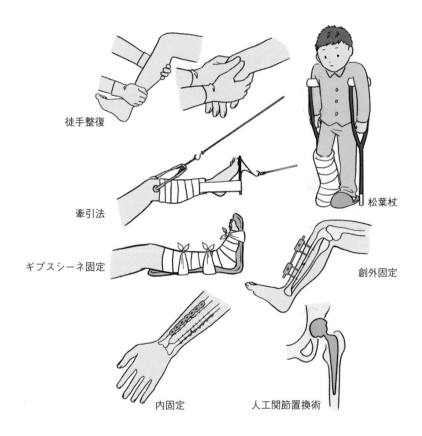

徒手整復

牽引法

松葉杖

ギプスシーネ固定

創外固定

内固定

人工関節置換術

◆盲点になりやすい骨折の合併症

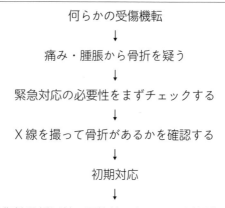

何らかの受傷機転

↓

痛み・腫脹から骨折を疑う

↓

緊急対応の必要性をまずチェックする

↓

X線を撮って骨折があるかを確認する

↓

初期対応

↓

外傷性骨折以外の可能性はないか？を検討する

　皆さんが研修医になってからの頭の流れとしては，こんな感じになると思います．このうち，"緊急対応の必要性をまずチェックする"は一番求められる能力です．これを見逃すことは骨折を見逃してしまうことよりも，はるかに罪が重いです．研修医以降のことも見据えて，緊急対応が必要な合併症をしっかり学んでおきましょう．

重要 **骨折の合併症まとめ**

① **感染**
② **血管・神経損傷**
③ **コンパートメント症候群**

　1つ目の**感染**については，先ほども説明しましたね．開放骨折はもちろんですが，通常の骨折でも，皮膚の傷口から菌が入って蜂窩織炎となり，それが骨に波及してしまうというパターンもあります．

　2つ目の**血管損傷・神経損傷**は，常にチェックすべきです．末梢の血管拍動を触れるのか，指は自力で動くのか，感覚は保たれているのか，などを詳

細にチェックします．特に大きな骨の骨折では，大量出血を起こすことが知られています．例えば，上腕骨では 500 mL，骨盤骨折では 2,000 mL 出血することもあるといわれています．なので，骨盤骨折は救急疾患として扱われているわけですね．

　3つ目の**コンパートメント症候群**は，骨折に伴う出血などによって組織内圧が上昇し，血管（ないし神経）が強く圧迫されてしまう状態です．組織内圧上昇は適度であれば出血が止まるために必要なメカニズムなのですが，行き過ぎると血行障害（虚血）を生じることとなります．放っておくと末梢部は壊死してしまうため，速やかに**筋膜切開による減圧**を行う必要があります．
　現在ではあまり多くはみかけませんが，ギプス固定が増悪因子となってしまうことがあります．そのため，「固定してもらった後から痛みが強くなった……」というエピソードで来院した場合は，**とにかくギプスを外す**ことを優先しましょう．

〜まだまだある骨折の合併症〜

　すべてを国試で覚えるべきかは疑問のあるところですが，過去にはパラパラと出題もみられるので，それぞれ軽く触れておきます．

・偽関節
　端的にいえば，「**骨がうまくくっつけなかった！**」状態です．通常は 1 か月ほどで骨折前の状態に近づきますが，固定が緩い，血流が悪い，栄養状態が悪いなどさまざまな誘因で，うまくくっつかず，くっつけなかった骨と骨の間に結合組織ができて，あたかも関節のようにグラグラしてしまうことから，この名前がついています．問題は，**痛みが遷延し続けてしまう**ことです．

・複合性局所疼痛症候群（CRPS）
　骨折後に生じる原因不明の**遷延する疼痛**を総称したものです．昔はカウザルギー，交感神経異常興奮，反射性交感神経性ジストロフィーなどと呼ばれていたこともありました．**微細な神経損傷が本態**と推察されており，アロディニア（ちょっとした刺激で過剰な痛みを生じる），発汗異常，浮腫，皮膚・骨の萎縮，可動域制限などを起こします．「たかが骨折」と思っている人も多い中で，このような合併症を生じた場合の精神的苦痛は計り知れません……

・脂肪塞栓

　骨折して動けなくなったことで下肢深部静脈血栓症（DVT）が形成され，久々に動いたときに肺塞栓症（PE）を発症するというストーリーは国試的にも有名だと思いますが，ごく稀に脂肪塞栓というものもあります．骨髄内には脂肪組織が豊富であるため，骨折によってこの脂肪が血管内に入り，飛んでいったところに梗塞を起こすという機序です．例えば，肺なら**肺塞栓症**，脳なら**脳梗塞**，皮膚なら**点状出血**という感じですね．**初期対応を速やかにすることでリスクを減らせる**といわれています．

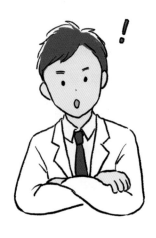

骨折（総論）

骨折

原因	①外傷 ②病的骨折（骨粗鬆症，骨腫瘍など） ③疲労骨折
症状	疼痛，腫脹
合併症（急性）	感染，血管・神経損傷 コンパートメント症候群，脂肪塞栓
合併症（慢性）	偽関節，複合性局所疼痛症候群
検査	X線，CT/MRI
治療（開放骨折）	デブリドマン，創外固定，抗菌薬
治療（閉鎖骨折）	非観血的整復術（徒手整復，ギプス固定，松葉杖，下肢装具） 観血的整復術　（内固定，創外固定，人工関節置換術）
備考	開放骨折に内固定は禁忌である

コンパートメント症候群

好発部位	前腕，下腿
病態生理	筋の組織内圧上昇による血行・神経障害
症状・身体所見	疼痛，蒼白，脈拍消失 運動麻痺，感覚障害
治療	ギプスを外す，筋膜切開
備考	前腕に生じて不可逆的になった変化をVolkmann拘縮という

解いてみた
骨折（総論）

オリジナル

正しいのはどれか. **2つ選べ.**

a 骨折で出血性ショックをきたすことがある.

b ギプス固定後に疼痛が悪化したら, さらにきつく固定する.

c 受傷後 12 時間以内の開放骨折には内固定が適応となる.

d 骨折後の点状出血をみたら, 脂肪塞栓を考える.

e X線で骨折の所見がなければ, 骨折は除外される.

思考のプロセス

1つずつみていきましょう. a はいいですね. 血管損傷の有無は重要であり, 大きな骨折では大量出血から出血性ショックに至ることがあります. b は違いますね. コンパートメント症候群がまず疑われる状況であり, 早急にギプスを外すことが重要です. c は禁忌. d はいいですね. 骨折の合併症として, 稀ではありますが, 致死的となりうる脂肪塞栓は覚えておく価値があります. **骨折後の点状出血をみたら脂肪塞栓を考える**, とそのまま覚えてしまうとよいでしょう. e は不十分です. 救急外来において, **X線で「骨折がない」とは絶対に言わないこと**というのは, 研修医になってまず教わるはずです. 病歴から疑われる状況であれば, X線でハッキリしなくても CT/MRI での精査に進むことを考えましょう. よって, a と d が正解.

96E43

広範な軟部組織の挫滅を伴う開放骨折の治療で適切なのはどれか. **2つ選べ.**

a　創外固定

b　遊離植皮

c　人工骨移植

d　デブリドマン

e　プレート固定

思考のプロセス

　開放骨折ですから，緊急対応が必要です．開放骨折では，まずデブリドマンを行い，感染の治療・予防として抗菌薬，骨折に対して創外固定を行います．よって，ａとｄが正解．他の選択肢はみるまでもないでしょう．

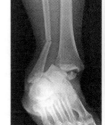
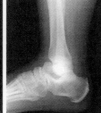

20歳の男性．右足関節の変形と疼痛のため救急車で搬入された．会社員で，サッカーのクラブチームに所属している．サッカーの試合中に他の選手と接触して受傷し，歩行困難となったため救急車を要請した．受傷時の足関節の肢位は不明であった．既往歴，生活歴，家族歴に特記すべきことはない．搬入時（受傷2時間後）の意識は清明．体温36.9℃，心拍数100/分，整．血圧124/76 mmHg．呼吸数14/分．SpO₂ 100%（鼻カニューラ1 L/分酸素投与下）．右足関節全体に腫脹と圧痛を認める．右足関節周囲に開放創はない．足背動脈は左右差なく触知可能であり，右足趾の自動屈曲伸展運動は可能で，感覚に異常を認めない．右足関節以外に異常を認めない．右足関節単純エックス線写真を別に示す．

初期対応として適切なのはどれか．

a テーピング固定
b 抗菌薬投与
c 血行再建
d 大量輸液
e 整復

思考のプロセス

　長文ではありますが，受傷機転があって，圧痛と腫脹がありますから，骨折の可能性が高いです．開放創はないとのことなので，とりあえずは一安心ですね．バイタルサインもちょっと脈拍が速いくらいですし，血管損傷や神経損傷を疑う所見もなさそうです．X線をみると，（腓骨の）骨折が明らかです．red flag はありませんから，通常の初期対応でOK．この中ではeが正解．

　他の選択肢もみてみましょう．a は外固定の1つではありますが，ちょっと弱いです．あくまで一般レベルの応急処置であり，医療機関ではギプス・シーネでしっかりと固定します．b は開放骨折には必須ですが，今回は違いますね．c や d も血管損傷を疑う所見はありませんから，不要です．

101A46

12歳の男児．右下腿の激痛を主訴に午後11時に来院した．当日午後3時，野球の試合中に右脛骨を骨折し，徒手整復と大腿以下のギプス固定とを受けた．ギプスを分割すると下腿の腫脹が著明で，下腿前外側部の激痛のため足関節の運動が不能である．エックス線単純写真で骨折の側方転位は10 mmである．前脛骨筋の筋内圧は著明に上昇している．

直ちに行う処置はどれか．

a 再ギプス固定
b 徒手整復
c 直達牽引
d 筋膜減張切開
e 観血的整復固定

思考のプロセス

　右脛骨の骨折に対して，徒手整復とギプス固定を受けたエピソードがあります．「ギプス固定後の激痛」とくれば，コンパートメント症候群をまず考えるべきです．と思っていたら，どうやらすぐにギプスを分割したようですね．しかしそれでも，腫脹が著明で，筋内圧も著明に上昇しているということです．こうなれば，筋膜切開による減圧を早急に行う必要があります．よって，dが正解．他の選択肢はみるまでもありません．

72歳の女性．右手の疼痛を主訴に来院した．3か月前に右橈骨遠位端骨折を受傷し，8週間のギプス固定を受けた．ギプス除去後にリハビリテーションを受けている．手を触られると刺すような痛みがあり，手掌の発汗亢進を自覚していたが，その後，増強するようになったため受診した．来院時，右手指は腫脹しており，つまみ動作は可能である．手関節とすべての手指の関節とに可動域制限を認める．両手エックス線写真を次に示す．

診断として考えられるのはどれか．

a　偽関節
b　手根管症候群
c　離断性骨軟骨炎
d　複合性局所疼痛症候群
e　コンパートメント症候群

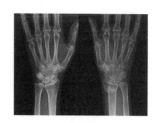

思考のプロセス

3か月前に骨折のエピソードがありますね．骨折の合併症とすれば，慢性期のものですので，偽関節や複合性局所疼痛症候群あたりでしょうか．手を触られると刺すような痛み（アロディニア），発汗異常，可動域制限がみられていることから，d が正解．

他の選択肢もみてみましょう．a の偽関節は，神経症状ではなく，**遷延する痛み**を主訴に来院します．ギプス固定を受けて，それが除去されているエピソードもありますので，否定されます（もし，骨がくっついていないのにギプス固定を外してリハビリテーションをしていたら大問題です）．b は後ほど学びますが，病歴が全く合いません．つまみ動作も保たれています．c は肘に好発する疾患ですし，ほぼ若年者にしかみられません．e は急性期の合併症ですし，すでにギプスは外されていますね．

ちなみにですが，X 線では骨萎縮（骨の密度が下がって濃度が薄くなる）がみられています．これは複合性局所疼痛症候群を診断するうえで重要ですが，X 線を見慣れていない皆さんには難しいと思います．また，a も否定できますが，画像での判断は現実的でないと思います．

2 骨折（小児）

子供は腕が折れやすい

国試の傾向と対策

　子供の骨折といえば，「上腕（肘周囲）」に注目しましょう．「転倒して手をついた」というエピソードが圧倒的多数です．

　子供は**自家矯正能力が高い**ため，基本的には**保存療法（非観血的整復術）**が選択されます．しかし，上腕に関しては手術適応となることが多いのも，ここを集中的に学ぶべき大きな理由です．

◆子供の骨折は難しい

　皆さんが臨床現場に出て，「うわ〜きっつー……」と間違いなく思うであろうシチュエーションの１つが，子供の骨折です．病歴や身体所見がうまく取れない，X線における正常のバリエーションが豊富，親の目が厳しい
．さまざまな理由で難易度が高いです．また，若木骨折，急性塑性変形，亀裂骨折，膨隆骨折，骨端線損傷など，子供特有の折れ方も多数あるので，X線だけで判断する！というのは，間違いなく pitfall に陥ります．

　こういったものにどう対処するのか，というのは本書のレベルを超えるので，拙書の「Essence for resident シリーズ」などを参考にしてください．

　本書では，手術適応となりやすい上腕（肘）だけはせめて見逃さないでほしい！という国試の意向に沿い，ここを重点的にみていきます．

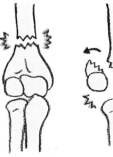

◆上腕骨顆上骨折は小児の骨折で最も多い

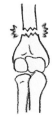

　小児が「**転倒して手をついた**」というエピソードをみたら，まず考えるべき骨折です．圧痛点と腫脹を確認し，X線でこの部分に骨折がないかを入念にみましょう．

　ポイントは合併症についてです．骨折を放置してしまうと，内反肘という上腕が外側に突出する肘の変形がみられたり，Volkmann 拘縮がみられたりします（**図 2-1, 2-2**）．

重要	上腕骨顆上骨折の合併症まとめ

> ① 内反肘
> ② Volkmann 拘縮

　Volkmann 拘縮については説明が必要ですね．「拘縮」とは，関節可動域が低下した状態をいいます．ガチガチに固まってしまって，うまく手足が動かせないイメージです．骨折の合併症にコンパートメント症候群がありましたよね．前腕は好発部位の１つであることが知られており，これによって**上腕動脈の血行障害**が起きた結果，不可逆的な拘縮をきたしたのを Volkmann 拘縮と呼びます（**図 2-2**）．

　そのため，上腕骨顆上骨折後にはコンパートメント症候群の発生に特に注意が必要です．最近ではこれに至ることはないので，お目にかかることはないと思いますが．

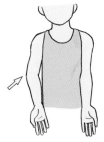

図 2-1　内反肘

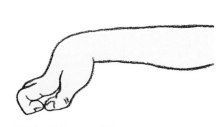

図 2-2　Volkmann 拘縮

◆上腕骨外顆骨折は2番目に多い

　小児の骨折で，上腕骨顆上骨折に次いで多い骨折です．受傷機転は同様で，小児が「**転倒して手をついた**」というエピソードでやってきます．ポイントは，合併症の違いをおさえておくことです．

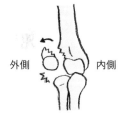

外側　　内側

重要 **上腕骨外顆骨折の合併症まとめ**

　① 外反肘
　② 尺骨神経麻痺

　外反肘は Turner 症候群でもみられるものでしたね（**図2-3**）．内反肘とは逆に，上腕が内側に突出するため，内側を走行する尺骨神経が障害されやすいのが特徴です．

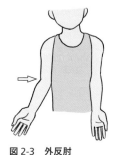

図2-3　外反肘

疾患のまとめ 骨折（小児）

上腕骨顆上骨折

好発	小児
受傷機転	転んで手をついた
症状	疼痛，腫脹
合併症	**内反肘**，Volkmann 拘縮
主な治療	手術 ときに保存療法
備考	小児の骨折では **1 番目**に多い

上腕骨外顆骨折

好発	小児
受傷機転	転んで手をついた
症状	疼痛，腫脹
合併症	**外反肘**（＋尺骨神経麻痺）
主な治療	手術 ときに保存療法
備考	小児の骨折では **2 番目**に多い 外反肘は **Turner 症候群**でもみられる

解 い て み た
骨折（小児）

107I18

男児の左肘のX線写真（A，B）を次に示す．
診断として正しいのはどれか．

a　肘関節脱臼骨折
b　Monteggia 骨折
c　上腕骨顆上骨折
d　上腕骨外側顆骨折
e　上腕骨遠位骨端離開

A 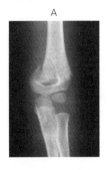　　　B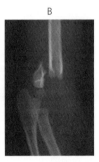

思考のプロセス

　病歴はなく，X線だけが頼りです．**病歴がないときの画像は典型的なことがほとんどなので，安心して画像をみましょう**．すると，骨折しているのが明らかです．（A）は正面からみた肘関節，（B）は側面からみた肘関節になります．

　子供の肘の骨折ですから，上腕骨顆上骨折か上腕骨外顆骨折の2つを考えます．場所からは前者の上腕骨顆上骨折だとわかりますね．よって，cが正解．他の選択肢はみるまでもありません．

　……え？他の選択肢もみないと不安ですか？　皆さんが骨折を極めたい！と思うならば，他の選択肢も鑑別できなくてはいけませんが，**国試では多岐にわたる分野を学ばなくてはいけないので，どこかで区切りをつけることも大切です**．問題によっては，すべての選択肢を潰すことを求められるものもありますが，すべての問題がそうではありません．特に，画像は同じ疾患でも見え方は十人十色で経験がものをいうところもあるので，**典型的なもの以外は手を出さない方がむしろ点数が伸びると思います**．

97H51

上腕骨顆上骨折に最も生じやすい後遺障害はどれか．

a　外反変形

b　内反変形

c　橈骨神経麻痺

d　正中神経麻痺

e　尺骨神経麻痺

思考のプロセス

　上腕骨顆上骨折の合併症といえば，①内反肘 ② Volkmann 拘縮の 2 つでしたね．よって，b が正解．

　細かいことをいえば，c～e も起こりえます．ただ，最も生じやすいとあるので，b に譲ります．a は上腕骨外顆骨折に生じやすい合併症でしたね

8歳の男児．本日，右上腕骨顆上骨折で入院した．直達牽引を行っていたが，夜間に激しい疼痛を訴えた．右前腕は水疱形成を伴って腫脹し，手指は蒼白で，前腕と手とに錯感覚と運動麻痺とを認める．

対応として適切なのはどれか．

a　前腕部の冷却

b　骨折の徒手整復

c　前腕部の筋膜切開

d　手指自動運動の奨励

e　非ステロイド性抗炎症薬投与

思考のプロセス

　男児が上腕骨顆上骨折で入院したとのことですが，直達牽引していて激しい疼痛が生じているようです．この時点で必ず，コンパートメント症候群を念頭に置かなければなりません．水疱形成を伴う腫脹や蒼白は**血行障害**，錯感覚や運動麻痺は**神経障害**を示唆するものであり，コンパートメント症候群に間違いありません．すぐに減圧が必要な状態であり，cが正解．他の選択肢では，組織内圧の上昇が本態であるコンパートメント症候群の解決にはなりえません．

99D85

右肘関節を分解した模式図を次に示す．

小児期の骨折で成長とともに外反肘変形を生じる可能性が高いのはどれか．

a ①
b ②
c ③
d ④
e ⑤

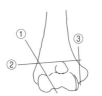
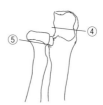

思考のプロセス

　「外反肘変形」を起こす骨折といえば，上腕骨外顆骨折ですね．図は右肘関節と記載があります．もしも左右が記載されていなかったとしても，どちらの肘なのかはわかるようにしておきましょう．**上腕骨のでっぱり（③の近く）が内側**にあたります．これは別に覚える必要はなく，自分の肘を実際に触ってみればわかることでしょう．よって，a が正解．

　他の選択肢もみてみます．b は上腕骨顆上骨折ですね．c は肘の内側（でっぱり），d は尺骨，e は橈骨になります．**尺骨が内側にある**こともぜひ覚えておいてください．

3 骨折（高齢者）

骨折しやすいところは決まっている

　加齢という要素だけでもそうですが，特に中高年女性では閉経によって骨粗鬆症（骨が脆くなる）のリスクが高まります．つまり，高齢者では病的骨折が多いということです．軽微な外傷エピソードでも発症するため，「そんな程度じゃ骨折は起きない」という思い込みは捨てましょう．

◆高齢者の骨折は好発部位をおさえよう

　高齢者の骨折といえば，**橈骨遠位端骨折**，**椎体圧迫骨折**，**大腿骨頸部骨折**の3つをまず思い浮かべるようにしましょう．これらは，救急外来でも頻繁にみるものです．特に後者2つの骨折であれば，他の疾患（骨転移など）がなければ，そのまま骨粗鬆症の診断も同時にしてよいとされています．

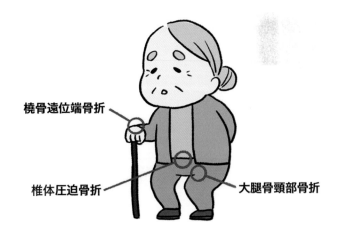

橈骨遠位端骨折

椎体圧迫骨折

大腿骨頸部骨折

◆橈骨遠位端骨折は「手」

「高齢者が転倒して手をついた」 といえば，まずこの骨折を考えます．
とっさに手掌をついてしまい，遠位骨片が背側に転位したものを **Colles 骨
折**と呼びます（**図3-1**）．稀ですが，手背をついてしまって，遠位骨片が掌側
に転位したものは Smith 骨折と呼びます．

Colles 骨折はうまく治らないと，**フォーク状変形**といわれる特徴的な変
形をきたします（**図3-2**）．そのため，保存療法か手術が必要かを慎重に検討
する必要があります．

また，掌側には正中神経が走行しているため，血腫などによって圧迫され
てしまうと，**手根管症候群**（→**正中神経麻痺**）を合併します．

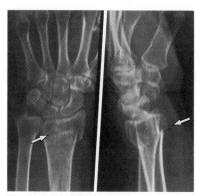

図 3-1　Colles 骨折（108A48）

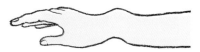

図 3-2　フォーク状変形

◆椎体圧迫骨折は「腰」

　「高齢者が尻もちをついた」といえば，まずこの骨折を考えます．胸腰椎移行部に好発しやすく，身体所見では叩打痛がみられます．

　名前が，圧迫骨折となっているところがミソです．通常の骨折のようにボキッと折れるのではなく，上からの圧挫で潰れるので，この名前がついています．実際の診断も，**20％以上凹んだかどうか**が1つの判定基準です（**図3-3, 3-4**）．

　治療は，**安静＆リハビリ**です．一見すると，この2つは矛盾しているように感じるかもしれませんね．安静にする理由は，骨折がこれ以上悪くならないようにするためです．ですが，高齢者が寝たきりになってしまうと，あっという間に廃用症候群に至ってしまいます．そのため，コルセットなどの補助装具をつけながら，早期離床＆リハビリすることも同時に望まれるのです．簡単にいえば，無理のない範囲で頑張ろう！という感じです．

　Advancedですが，椎体の後方まで骨折が及んだものは破裂骨折と呼ばれます．なぜ言い分けるかというと，後方にある脊柱管に影響が出るため，神経障害を生じるリスクが高くなるためです．

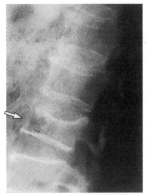

図 3-3　椎体圧迫骨折（100D22）

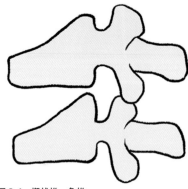

図 3-4　楔状椎・魚椎

◆大腿骨頸部骨折は「股」

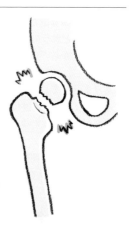

「**高齢者が転倒して歩けなくなった**」といえば，まずこの骨折を考えます．正確にいえば，歩行はなんとか可能なケースもあるのですが，少なくとも立ち上がりはできません．

基本的には歩けなくなるわけですから，椎体圧迫骨折のようにリハビリを兼ねることが難しく，**寝たきり**を強いられることになります．また，血行が乏しく，治りにくくもあります．以上 2 点の理由から，積極的に**観血的整復術**（**人工骨頭置換術など**）の適応となることをおさえておきましょう．

ちなみに，実際の臨床ではここで挙げたような 3 つの骨折以外にも，肋骨，骨盤，上腕骨近位部，下肢骨なども高齢者の骨折としてよくみられます．参考までに．

～骨折診療は奥が深い～

　著者が研修医だった頃の失敗談を紹介します．成功談よりも失敗談の方が参考になると思うので，（恥ずかしいですが）皆さんの糧になればと思います．

　救急隊から「68歳女性．自宅の椅子から落下した後に腕を痛がる」と連絡が入りました．来院後のバイタルに異常はなし．腕の痛み以外に，随伴症状も特にありませんでした．開放骨折や血管・神経障害を疑う所見がないことを確認し，Ｘ線をとると橈骨遠位端骨折（Smith骨折）の所見がありました．「Easy!!」と思い，初期対応を行った後，翌日整形外科受診をお願いして，一時帰宅してもらいました．

　しかし，数時間後にその患者さんが救急車で戻ってきました．2度目の受診ということもあって，今度は上級医がfirst touchをしてくださり，そのまま入院となりました．こっそりカルテをみてみると，アセスメント欄に「AV block」との記載が……．受傷機転についても，「ご飯を食べていて気がついたら床に寝ていた．だから，椅子から落下したと思った」と詳細な情報が書かれていました．そう，**骨折を起こした背景にはAVブロックによるAdams-Stokes発作（失神）が隠れていた**のです．

　高齢者の骨折に失神が隠れていることは少なくないと言われています．目の前の骨折だけに捉われてしまったのが失敗の要因でした．もし，あの患者さんが病院に戻ってきてくれなかったら，大きな見落としをしていたところでした．思い出すたびにヒヤッとします．

疾患のまとめ 骨折（高齢者）

橈骨遠位端骨折

好発	高齢者
受傷機転	転倒して手をついた
症状	疼痛，腫脹
合併症	**フォーク状変形** **手根管症候群**（→正中神経麻痺）
治療	保存療法（非観血的整復術など） 観血的整復術
備考	手掌をついて遠位骨片が背側に転位したものを Colles 骨折という 手背をついて遠位骨片が掌側に転位したものを Smith 骨折という

椎体圧迫骨折

好発	高齢者の胸腰椎移行部
受傷機転	尻もちをついた
症状	疼痛（※腫脹はわかりづらい）
身体所見	叩打痛
X線	20％以上の陥凹（→楔状椎，魚椎）
治療	安静，リハビリ
備考	もちろん，頸椎や胸椎にも起こりうる 急性期か慢性期かの判断には MRI が有用である

大腿骨頸部骨折

好発	高齢者
受傷機転	転倒
症状	疼痛，腫脹 歩行困難
合併症	寝たきり（→廃用症候群，褥瘡，誤嚥など）
治療	観血的整復術（※内固定や人工骨頭置換術など）

解 い て み た

骨折（高齢者）

95I39 改変

骨折について，**誤っているもの**を 2 つ選べ．

a 小児の骨折は観血的に治療する必要がある．
b 治癒には局所の血流が影響する．
c 骨折をみたら，原因を詰める
d 糖尿病では治癒が遅延する．
e 高齢者の大腿骨頸部骨折はすべて大腿骨頭置換術を行う．

思考のプロセス

1 つずつみていきましょう．a について．子供の骨は自家矯正能力が高いため，開放骨折や上腕（肘周囲）などでなければ，基本的には非観血的整復術が選択されます．b は正しい．なので，血流に乏しい大腿骨頸部骨折などでは積極的に観血的整復術を行うのでした．c は大切ですね．骨折をみたら原因はなにか？を常に考える癖をつけましょう．d は初見かもしれませんが，**糖尿病では全身に血管・神経障害をきたすので傷が治癒しにくい**のがイメージしやすいかと思います．外科の先生が糖尿病を嫌がるのもこれが理由です．e はさすがに違いますね．原則は手術ですが，状況によっては保存療法を選択することもあります．こういう**断定的な選択肢**（「**すべて**」「**だけ**」など）**は選ばない方がベター**なのは，皆さん受験でお馴染みのテクニックでしょう．よって，a，e が誤っているものとして正解です．

Colles 骨折で起きやすい症状・合併症はどれか. **2つ選べ**.

a　内反肘

b　外反肘

c　正中神経麻痺

d　尺骨神経麻痺

e　フォーク状変形

思考のプロセス

　Colles 骨折では，フォーク状変形と手根管症候群（→正中神経麻痺）が代表的な合併症になります．よって，c, e が正解.

　他の選択肢もみていきましょう．a は小児の上腕骨顆上骨折の合併症，b, d は小児の上腕骨外顆骨折の合併症ですね.

102I18

骨癒合が**得られにくい**のはどれか．

a　上腕骨外科頸骨折

b　橈骨遠位端骨折

c　中手骨骨折

d　大腿骨頸部骨折

e　大腿骨骨幹部骨折

思考のプロセス

　骨癒合（骨がくっつく）が得られにくい骨折は，基本的に**観血的整復術**が必要になる骨折です．よって，dが正解．他の選択肢はみるまでもありません．

77歳の女性．自宅の玄関で倒れているところを家人に発見され，痛みで立ち上がれないため救急車で搬入された．意識は清明．心拍数92/分，整．血圧 170/100 mmHg．SpO$_2$ 100％（リザーバー付マスク 10 L/分酸素投与下）．右股関節を動かすと痛がる．右下肢に腫脹を認めず圧痛もはっきりしない．上肢の筋力低下を認めない．四肢の腱反射は正常．感覚の左右差はない．いつもは 200 m 先のコンビニエンスストアまで杖をついて買い物に行っていたという．股関節エックス線写真を別に示す．

最も考えられるのはどれか．

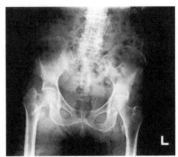

a 恥骨骨折

b 坐骨骨折

c 腸骨骨折

d 股関節脱臼

e 大腿骨近位部骨折

思考のプロセス

「高齢者が転倒して動けなくなった」ということより，大腿骨頸部骨折をまず考えます．立ち上がりはできないことも合致しますね．よって，e が正解．他の選択肢はみなくて OK．

画像では，右の大腿骨頸部に骨折を認めますが，経験がないと確信を持つのは難しいと思います．しかし，たとえ画像が読めなくとも，**病歴や身体所見からなにを考えなくてはいけないのか**？というところを大切にすればよいだけです．実際の臨床では，a〜d も考慮されますし，X 線だけで各骨折を否定できるわけではありません．画像ももちろん大切ですが，緊急手術になりうる e と，基本的には保存療法でよい a や b を見逃したときの重みとは全く違うわけです．臨床に出る前に，このあたりの感覚をぜひ身につけてほしいなぁ，と著者（天沢）はみなさんに期待しています．

88歳の女性．右大腿部の疼痛を主訴に家族に伴われて来院した．2日前，自宅の玄関で履物を脱いでいるとき転倒した．直後は痛かったが，その後歩けるようになった．しかし，歩行時の痛みは軽快しない．右股関節に軽度の運動痛はあるが可動域はほぼ正常である．右股関節 X 線単純写真で明らかな骨折はみられない．

対応として適切なのはどれか．

a 心配ないので歩行訓練を行うよう説明する．

b 痛みが取れるまで安静臥床を保つよう説明する．

c 確定診断のために MRI が必要と説明する．

d 骨折している可能性があるのでギプス固定が必要と説明する．

e 骨折している可能性があるので内固定術が必要と説明する．

思考のプロセス

　高齢者が転倒して疼痛を生じたことより，大腿骨頸部骨折をまず考えるのが定石です．歩行は可能であるようですが，矛盾はしません．しかし，X線で明らかな骨折はみられないとのことです．これは大腿骨頸部骨折ではないということでしょうか？

　……もう，皆さん大丈夫でしょう．**X線でハッキリしなくとも病歴や身体所見で疑わしければ CT/MRI へ**というのがオーソドックスな流れです．これは別に pitfall でもなんでもなく，日常臨床でよく見かけるレベルの話です．よって，c が正解．

　他の選択肢もみてみましょう．a はダメですね．大腿骨頸部骨折を疑っている状況で「心配ない」は NG です．b もダメ．大腿骨頸部骨折で安静臥床をすると，寝たきりの原因になってしまう可能性が高いです．d，e は急ぎ過ぎ．まずは診断ありきです．

容れ物と中身に分けて考える

頸部

　ここからは部位ごと（各論）に学びます．頸部は頭と体幹を結ぶ重要な部位であることはご存知のとおりですが，**整形外科医が一体なにを重視しているのかを理解できるかどうかがすべてです**．焦らず，じっくりと噛み砕いて読み進めてください．おそらく本章が理解できなければ，これから先の話も噛み合わなくなってしまう可能性が高いです．

◆脊椎 vs 脊髄①

　まず，脊椎と脊髄の話において，最も大事なことをはじめに言っておきます．それは……

脊椎と脊髄を混同しない

ということです．この2つはそれぞれなんですか？と問われれば，脊椎は骨，脊髄は神経！と当たり前に答えてくれるでしょう．なにをくだらないことを……と思ったかもしれません．しかし，教科書を読んでいると，いつの間にか，この2つがごちゃ混ぜになってしまうという現象が起きるのです．不思議なことに，ほとんどの人がハマります（笑）．

　脊髄に生じる病気は，基本的に神経内科の領域です．整形外科では脊椎がメインターゲットです．ですので，骨折，骨の感染（椎体炎），骨の腫瘍，骨の変性などが，整形外科において扱う領域というわけです．

　しかし，国試の問題では，「しびれ」や「筋力低下」など，一見神経内科領域の主訴となっていることが多いです．これはどうしてでしょうか？　ここを理解できるかどうかがすべてですので，よ〜〜く聞いてくださいね．

シンプルにいうと，脊椎の問題から脊髄の問題を生じているかどうかです．つまり，**脊髄だけの異常であれば神経内科領域で，骨が原因となって生じた脊髄の異常ならば整形外科領域になる**というわけです．

◆脊椎 vs 脊髄②

そろそろ疾患について学びたい！と思うかもしれません．その前に，この領域の解剖を復習しておく必要があります．

脊椎は，椎体，椎弓，横突起，棘突起で構成され，上下は椎間板と椎間関節の 2 か所で連結しています（**図 4-1, 4-2**）．脊髄はこれらに囲まれた上下に伸びるスペースである**脊柱管**の中におさまっています．そして，左右にある**椎間孔**から，末梢神経に続く神経根が出ています．

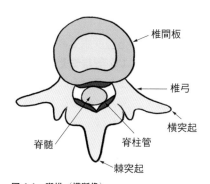

図 4-1　脊椎（横断像）

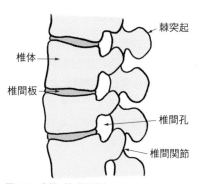

図 4-2　脊椎（矢状断像）

脊椎は，頸椎が 7 個，胸椎が 12 個，腰椎が 5 個，仙椎が 5 個，尾骨が 3～5 個から成り立っています．一方，脊髄は，頸髄が C1～8，胸髄が Th1～12，腰髄が L1～5，仙髄が S1～5 となっています．頸髄が 1 つ多い分，出ていく孔の高さが胸椎以下で変わります．例えば，C2/3 からは C3 が出ますが，L4/5 からは L4 が出るといった具合です（**図 4-3, 4-4**）．

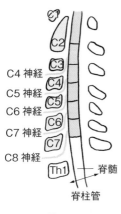

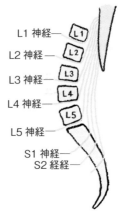

図 4-3　頸椎レベル　　　　　　　　　図 4-4　腰椎レベル

◆脊椎 vs 脊髄③

　脊椎の問題から脊髄の問題を生じていることが整形外科疾患であるといいましたね．正確にはもう少し広い視点でみる必要があり，**脊椎やその周囲の構造物から生じた問題により，脊髄や神経根の問題を生じていること**が正しい説明となります．つまり，骨（脊椎）だけでなく，例えば靭帯などの異常でも，脊髄（中枢神経）や神経根（末梢神経）に影響が出れば，整形外科疾患というわけです．

　主に，容れ物（骨や靭帯）については **X 線/CT**，中身（脊髄や神経根）については **MRI** で評価をします．言い換えると，**神経症状の原因には MRI を用い，その大元の原因を探るには X 線/CT を用いる**という感じです．これは，とても応用の利く知識ですが，整形外科の成書にはあまり載っていません．

　もちろん，画像がすべてではありません．むしろ，**病歴や身体所見で当たりをつけること**が肝心であり，画像は確認のために用いるのが臨床では当たり前です．なので，国試もここがよく問われます．頸部領域なら頸部痛に加え，運動ニューロンが障害されれば<u>脱力や筋力低下</u>，感覚ニューロンが障害されれば<u>しびれ</u>が訴えとなります．これらのうちどれがメインの症状となってくるかは十人十色です．ここで重要となるのは，身体所見を駆使して<u>脊髄</u>

（中枢神経）なのか神経根（末梢神経）なのかを見極めることです．

上位運動ニューロン障害 → 腱反射亢進, 痙性麻痺, Babinski 徴候
下位運動ニューロン障害 → 腱反射低下, 弛緩性麻痺, 線維束性攣縮

　障害部位が脊髄にせよ神経根にせよ，障害レベルでは下位運動ニューロン障害になります．ですが，障害部位よりも下のレベルで上位運動ニューロン障害がみられれば脊髄症（中枢神経障害），みられなければ神経根症（末梢神経障害）を考えます．

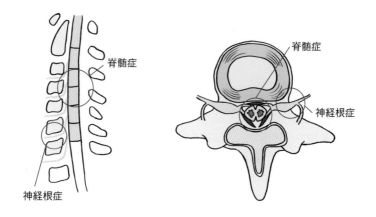

　さーて，少しずつ混乱してきたかもしれませんね（笑）．ですが，何度も言いますが，ここを理解できるかどうかがほぼすべてです！　何度も読んで，確実に理解してください．

　頭の整理ができた人は，いよいよ各疾患に入っていきましょう．ただし，椎体圧迫骨折についてはすでに学んでいますし，感染や腫瘍については後ほどまとめて扱うので，変性によって生じる代表的な疾患を 2 つ学んでおけば OK です．

◆頸椎症の疾患概念を会得しよう

　大なり小なり，歳をとれば，椎体は変性（加齢性変化）します．かっこよく言えば，長く生きてきた証ともいえます．

　変性がどのように生じるかは千差万別ですが，これによって脊髄や神経根を圧迫して症状をきたしたものを頸椎症といいます．なので，変性がすごく強くても脊髄や神経根を圧迫せずに症状が全くない人もいますし，変性は軽度なのに脊髄や神経根が圧迫されて症状に苦しむ人もいます．ちなみにですが，脊髄が圧迫されたものを頸椎症性脊髄症，神経根が圧迫されたものを頸椎症性神経根症と呼び分けたりもします．

　頸椎症の身体所見は研修医になってからも使えるので，ぜひとも会得しておきましょう！　**Spurling テスト**もしくは **Jackson テスト**という２つの身体所見が有名です．

　Spurling テストは，頸部を痛い方に曲げた状態で，頭頂部を下方に圧迫することで，首〜上肢への放散痛をみるものです（**図4-5**）．Jackson テストは，頸部を後屈した状態で，頭頂部を下方に圧迫することで，首〜上肢への放散痛をみるものです（**図4-6**）．いずれにせよ，わざと神経孔を狭くすることで，症状を誘発しているわけです．

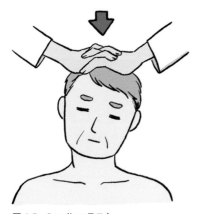

図4-5　Spurling テスト

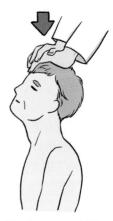

図4-6　Jackson テスト

　基本的には，**保存療法**となります．しかし，脊髄症がみられた場合には手術の適応となります．これは頸椎症に限らず，脊椎・脊髄疾患すべてに共通する基本的な考え方になります．極論すれば，脊髄と神経根を分ける意義はここにあるといえます．

〜脊柱管狭窄とは？〜

　ときどき，"**脊柱管狭窄**"という用語もみかけると思うので，補足しておきます．字のごとくですが，何らかの原因によって脊柱管が狭くなった状態を指します．変性でもよいですし，骨折後の変形でもよいですし，周囲の靱帯などが肥厚したり，なんでもよいです．とにかく，**物理的に脊柱管（容れ物）が狭くなっているかどうかだけ**をみています．

　重要なことは，**脊柱管が狭い＝神経症状（中身の異常）が出るというわけではない**ということ．ものすごく脊柱管が狭くみえても，脊髄がうまいこと逃げて，全く症状がないという人もざらにいます．ですので，**脊柱管狭窄があれば頸椎症性脊髄症は起こってもいいし，起こらなくてもいい**．ただし，脊柱管に狭窄がなければ，頸椎症性脊髄症は否定的といえます．大元（容れ物）に異常がなければ整形外科疾患＜神経内科疾患をより考えるというわけです．

◆後縦靱帯骨化症（OPLL）は日本人に多い

　椎体のすぐ後ろには**後縦靱帯**という靱帯が上下に走っています（**図4-7**）．この靱帯が**骨化**してしまうことで，脊柱管を狭小化します．加齢が主な原因ですが，糖尿病や遺伝などの関与もいわれています．

　頸椎症による神経症状を疑ってX線/CTを撮ったら，OPLLでした〜というのがよくあるストーリーです．そのため，この疾患においては画像診断のウエイトが大きいです．**椎体の後ろに伸びる骨化（白い線）を丹念に探し**ましょう（**図4-8**）．

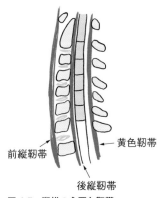

前縦靱帯

後縦靱帯

黄色靱帯

図 4-7　脊椎の主要な靱帯

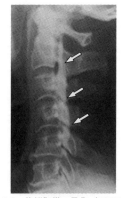

図 4-8　後縦靱帯の骨化（107H25）

　治療は**保存療法**が基本となりますが，脊髄症がみられた場合は手術の適応となります．頸椎症と一緒ですね．

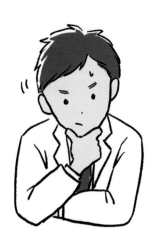

頸椎症

好発	中高年
病態生理	椎体などの退行変性による
症状	①頸部痛 ②脊髄症 ③神経根症
身体所見	Spurling テスト Jackson テスト
検査	X 線，CT，MRI
治療	保存療法 （※脊髄症があれば手術適応となる）

後縦靱帯骨化症（OPLL）

好発	中高年（特に糖尿病合併）
症状	①頸部痛 （※部位によって腰痛など） ②脊髄症
X 線	後縦靱帯の骨化
治療	保存療法 （※脊髄症があれば手術適応となる）
備考	日本人に多い 神経根症は稀である

解いてみた
頸部

97D46 改変

頸椎症性神経根症でみられるのはどれか.

a Horner 症候群

b Hoffmann 反射

c Babinski 徴候

d 上肢深部腱反射亢進

e 頭頸部圧迫〈Spurling〉試験陽性

思考のプロセス

　一発正答してください.頸椎症に有用な身体所見としては,Spurling テストと Jackson テストの 2 つでしたね.よって,e が正解.

　頸椎症性神経根症ということですから,起こりうる症状としては,障害レベルのみの下位運動ニューロン,感覚障害もしくは頸部痛あたりです.a は交感神経障害が主となりますし,b〜d は上位運動ニューロン障害でみられるものですね.

110I3

筋萎縮性側索硬化症患者で第6頸髄の頸椎症性脊髄症を合併するとき，筋萎縮性側索硬化症の病態によるのはどれか．

a　上腕二頭筋萎縮

b　腕橈骨筋筋力低下

c　大腿四頭筋反射亢進

d　下腿三頭筋線維束性収縮

e　Babinski 徴候陽性

4

頸部

思考のプロセス

　ちょっと難しく感じるかもしれませんが，紐解けばなんてことはありません．筋萎縮性側索硬化症（ALS）では運動ニューロン障害を起こしますね．上位と下位の両方が障害されます．そのため，a〜e はすべて起きうるわけです．

　一方，第6頸髄の頸椎症性脊髄症では，C6 レベルの下位運動ニューロン障害とそれより下の上位運動ニューロンを生じるはずです．筋がどのレベルに相当するかは後ほど説明するので，今は細かく知る必要はありません（国試前になったら，言えるようになってくださいね）．大雑把に分けてみると，a〜b は上肢，c〜e は下肢ですよね．しかし，d は下肢なのに下位運動ニューロン障害となっています．これは第6頸髄の頸椎症性脊髄症では説明できません．よって，d が正解．

67 歳の女性．歩行障害を主訴に来院した．2 年前から右手指のしびれ感を自覚していた．右上腕の筋力低下，感覚鈍麻および深部腱反射低下がある．両下肢に筋力低下，深部腱反射亢進および Babinski 徴候を認める．

最も考えられるのはどれか．

a　脳幹脳炎

b　脊髄小脳変性症

c　頸椎症性脊髄症

d　筋萎縮性側索硬化症

e　亜急性連合性脊髄変性症

思考のプロセス

　病歴がやや煩雑ですが，1 つずつ検討していきましょう．右上腕の筋力低下がありますね．深部腱反射低下があることより，下位運動ニューロン障害を考えます．一方，両下肢の筋力低下については，深部腱反射亢進と Babinskin 徴候が陽性であることから，上位運動ニューロン障害だとわかります．この 2 つを説明できるのは脊髄病変のみです．

　また，2 年前から起きていることより，慢性経過であることがわかります．**慢性経過の神経症状といえば，変性疾患 or 腫瘍を考える**のが定石です．よって，c が正解．

　他の選択肢をみてみましょう．a は違いますね．感染症であれば急性の経過をとりますし，そもそも脳幹症状ではありません．b は小脳症状がないため，考えにくいですね．d は運動ニューロンのみを障害します．感覚障害も起きているため，合いません．e はビタミン B_{12} 欠乏によって錐体路や後索の障害を起こす疾患です．下位運動ニューロン障害が起きている点やビタミン B_{12} が欠乏するような病歴がないため，否定的です．

オリジナル

次の選択肢のうち，**誤っているもの**はどれか．

a　黄色靭帯の後ろに後縦靭帯がある．

b　OPLL は糖尿病を合併している人に好発する．

c　OPLL は脊柱管狭窄によって症状をきたす．

d　X 線で骨化がみられても，必ずしも症状をきたすとは限らない．

e　OPLL は手術適応になりうる

思考のプロセス

　1 つずつみていきましょう．a は一旦パス．b はいいですね．中高年（特に糖尿病あり）に好発しやすいことが知られています．c も正しい．骨化により脊柱管が狭窄し，それによって脊髄症を起こす可能性があるわけです．d も正しい．e もこれに関連しますが，脊髄症がみられれば手術適応となります．よって，残った a が誤っているものとして正解です．

　後縦靭帯は脊椎のすぐ後ろにあるものですが，黄色靭帯よりは前にあります．ちなみにですが，脊椎のすぐ前にあるのが前縦靭帯になります．この 3 つの靭帯の並びはチェックしておきましょう（**図 4-7**）．

104A42 改変

62歳の男性．四肢のしびれと歩行障害とを主訴に妻に伴われて来院した．4年前から手の動かしにくさとしびれ感とを感じていた．1年前から階段を下りるときに手すりが必要になったが，医療機関を受診しなかった．昨日，敷居に足が引っかかりよろめいてから四肢のしびれが強くなり，自力で歩けなくなった．健康診断で軽度の糖尿病を指摘されたことがある．家族歴と生活歴とに特記すべきことはない．意識は清明．身長167 cm，体重67 kg．坐位はとれるが，介助しても立位は不可能．徒手筋力テストでは上下肢ともほぼ3（fair）である．深部腱反射は上腕二頭筋以下すべて亢進し，Babinski徴候は陽性である．四肢に末梢優位の表在感覚低下を認める．明らかな膀胱直腸障害はない．頸椎X線写真の側面像（A）と頸椎単純CT（B）とを次に示す．この疾患の治療方針として適切なのはどれか．

a 安静
b 作業療法
c 放射線治療
d 固形食の制限
e 硬膜外ブロック

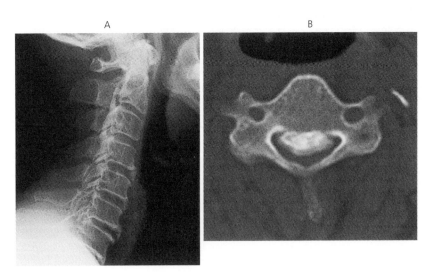

A B

　慢性経過の神経症状ですから，変性疾患と腫瘍を念頭に考えていきます．四肢麻痺をきたしており，身体所見では上腕二頭筋以下の腱反射はすべて亢進して Babinski 徴候も陽性となっています．逆にいうと，上腕二頭筋よりも上のレベルは無事だということがわかります．また，感覚障害もありますね．以上より，頸髄に病変があることが推察されます．

　病歴だけで診断することは難しそうなので，画像をみてみましょう．こういうときの画像は典型的なことがほとんどなので，安心してよいです．（A）の X 線では，椎体のすぐ後ろに上下に伸びる骨化がみえますね．（B）の CT でも確認できます．後縦靭帯骨化症ですね．そのうえで病歴を見返してみると，年齢も合致しますし，糖尿病を指摘されていることも典型的です．

　この中では a が正解．質問文が「この疾患の治療方針として」となっているところに注意してくださいね．この患者さんについては脊髄症をきたしているため，手術適応があります（選択肢にはありません）．X 線/CT で後縦靭帯骨化症の診断ができたので，脊髄病変（中身の異常）が実際にあるかを確認するために MRI を行い，手術へ向かうというのがこの後の流れになります．

5 末梢神経障害が主体となる
腰

国試の傾向と対策

　根幹となる考え方は，前章とほぼ一緒になります．しかし，頸部と腰部では決定的に違う点があります．また，腰部では**障害レベルを推定する**というのも頻出です．この2つをクリアカットにしていきましょう．

◆頸部との違いは？

　頸椎と腰椎，頸髄と腰髄，本章でもしっかり脊椎と脊髄は区別してください．早速ですが，頸部と腰部の決定的な違いを説明します．

　結論からいってしまうと，**腰部には脊髄がない**ということです．誤解しないでほしいですが，腰髄はありますよ（笑）．しかし，脊髄はL1レベルで終わっています．つまり，**腰髄自体は腰椎のレベルにはないのです**．腰椎穿刺をするときに，Jacoby線がL4レベルの目安となるのは有名ですが，このレベルには脊髄はないから安全だと言えるためです（**図5-1**）．

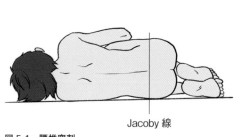

Jacoby 線

図 5-1　腰椎穿刺

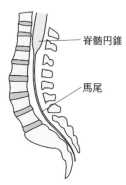

脊髄円錐

馬尾

図 5-2　馬尾

つまり，L1 レベルより少し上にある腰髄から，末梢神経がびよ——んと長い距離を伸びてくるわけです（**図 5-2**）．これらの末梢神経をまとめて**馬尾**と呼びます．ですので，腰の構造物に異常が生じて脊柱管や神経根が狭くなった場合，**いずれも末梢神経の異常として出てくる**のです．ここが頸部との決定的な違いになるわけです．

Amasawa's Advice

脊柱管狭窄 → （頸部）脊髄症　　　（腰部）馬尾症状
椎間孔狭窄 → （頸部）神経根症　　（腰部）神経根症

◆頸椎に起こる疾患は腰椎にも起こる

共通する原則がわかったところで，具体的な疾患を学んでいきたいと思います．頸部で出てきた変性（加齢性変化）もしくは後縦靭帯骨化症は腰部にも起こります．狭くなる部位が異なるだけで，基本的なことはほとんど一緒なので，こちらについては割愛します．

本章では，椎間板ヘルニアと脊椎すべり症の 2 つの疾患を新たに学んでいきます．これらは頸椎や胸椎に起きてももちろんよいですが，発生頻度は腰に多いですし，国試も腰に生じたものの出題が圧倒的に多いです．

◆椎間板ヘルニアは若い人に生じやすい

「ヘルニア」といえば，一般の人でも聞いたことがあるくらい有名ですね．おそらく読者の中には経験したことのある人もいるでしょう．

椎体と椎体の間には，クッションの役割を担っている**椎間板**があります．重いものを持ち上げるなどの負荷がかかることで，ここに亀裂が入ってしまい，中身（髄核）が外に飛び出してしまうのが本態です．

重要なのは，**20〜40代くらいの若年者**に好発するということです．高齢者でも飛び出ることはあるのですが，圧がかかりにくいので，ヘルニアの形態は呈しにくいのです．……ヘルニアの形態？？と思われたかもしれませんね．次の図を参考にしてください（**図 5-3**）．ヘルニアは一部のみ突出したものをいいます．

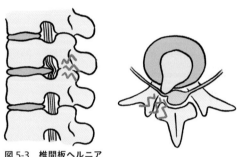

図 5-3　椎間板ヘルニア

　この突出した髄核によって，脊柱管狭窄（→馬尾症状）or 椎間孔狭窄（→神経根症）を生じるのが問題となります．腰痛および片側性の末梢神経症状（下肢）で来院することが多く，疾患想起自体は難しくありません．ちなみにですが，神経根症の方が圧倒的に多く，これは“坐骨神経痛”ともいわれます．

Amasawa's Advice

 腰痛＋片側性の末梢神経症状
　　　　　　→ 腰椎椎間板ヘルニアをまず考えよう！

◆障害部位を見極めよう！

　国試では，症状や身体所見に応じて，障害部位を推定することが求められます．特に，**L4/L5** と **L5/S1** の違いは頻出です．L4/L5 レベルの椎間板ヘルニアでは L5 神経が圧迫されやすく，L5/S1 レベルの椎間板ヘルニアでは S1 神経が圧迫されやすいです．つまり，腰椎椎間板ヘルニアでは，「**L5 か S1 どっちの神経症状なの**？」というところを見極める必要があるわけです．

表 5-1　腰椎椎間板ヘルニアの部位推定

	運動障害	感覚障害	その他の特徴
L4/L5	足趾背屈 （つま先あげ）	足背	
L5/S1	足趾底屈 （つま先立ち）	足底	アキレス腱反射の低下 膀胱直腸障害（※必発ではない）

　表 5-1 に違いをまとめてみました．ポイントは S1 神経の障害では，アキレス腱反射の低下があるということ．これが大きな鑑別点となります．

～なぜ神経症状に身体所見が重要なのか～

　前章の頸部でも触れましたが，神経症状の訴えは患者さんによってさまざまです．圧迫される神経が，**運動神経か，感覚神経か，はたまた両方なのか**は，千差万別です．小さいヘルニアだから症状が軽いはず……という理屈も当てはまりません．

　そのため，問題によって，「母趾の動かしにくさ」などの運動障害だけであったり，「下肢のしびれ」など感覚障害だけであったりと，症状はバラバラなのです．ここは暗記で対応できるものではありません．しかし，身体所見を駆使して病態生理から考えることができれば，どんなものも恐れるに足らなくなります．**神経症状に身体所見が重要なのはこのためです．**

◆ヘルニアを診断するには？

原則，**MRI** で診断します．髄核が脊柱管内に飛び出しているのを確認すればよいです（**図5-4**）．右図はL4/L5 病変ですが，この一個下ならば L5/S1 病変となります．

ただ，MRI は敷居が高い病院も少なくなく，事前確率をより UP させておくことがやはり肝心です．そこで，有用な身体所見をご紹介します．

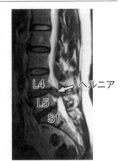

図5-4　L4/L5 レベルの椎間板ヘルニア（98l29）

　それは，**下肢伸展挙上テスト**というもので，英語では **straight leg raising**（**SLR**）**テスト**といいます（**図5-5**）．仰向けに寝た状態から，下肢を徐々に上げていき，大腿後面に痛みを生じれば陽性となります．L5 もしくは S1 の神経根症（坐骨神経障害）を誘発しています．似たような身体所見に**Lasègue 徴候**というものもありますが，こちらはほぼ同じものとしておさえておけばよいです．

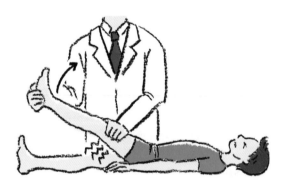

図5-5　下肢伸展挙上テスト

よく間違えやすいのが，髄膜炎の身体所見である Kernig 徴候です（**図5-6**）．これは仰向けに寝た状態で股・膝関節を 90° 曲げ，ここから膝関節を 135° 以上に曲げられるかどうかを判定するものです．硬さをみているだけで，下肢伸展挙上（SLR）テストのように痛みをみているわけではありません．

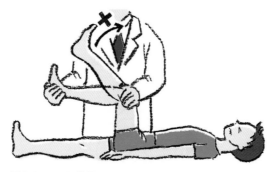

図 5-6　Kernig 徴候

◆ヘルニアに緊急手術が必要なとき

　椎間板ヘルニアの基本的な治療は，**保存療法**（安静，コルセット，鎮痛薬など）です．自然に消失することも期待できます．改善に乏しい場合は，手術を検討しましょう．

　ただし，例外が 1 つあります．それは，**膀胱直腸障害を生じたときには緊急手術が必要である**ということ．膀胱直腸障害が不可逆的になった場合，非常に QOL を落としてしまうのが理由です．L5/S1 病変では特にご注意を．

 Amasawa's Advice

腰椎椎間板ヘルニアでは膀胱直腸障害の有無をチェックしよう！

◆脊椎すべり症は椎体の亜脱臼である

　続いて，すべり症について．ある椎体が前方もしくは後方にズレてしまう疾患です（**図5-7**）．これによって，脊柱管（椎間孔は稀）を狭くして，症状をきたすことがあります．

　出題頻度は高くないので，こういった疾患もあると知っておけばよいでしょう．治療は**保存療法**が基本となります．

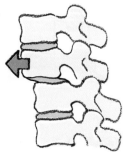

図5-7　脊椎すべり症

◆神経 vs 血管

　さて，加齢による変性，OPLL，椎間板ヘルニア，脊椎すべり症などさまざまな原因で脊柱管が狭くなることがわかりました．では，腰部の脊柱管が狭くなり，馬尾症状を起こした場合の具体的な症状をみていきましょう．

　緊急手術の適応となる膀胱直腸障害に加えて，間欠性跛行と会陰部のしびれを知っておいてください．特に，**間欠性跛行**は重要なキーワードです．間欠性跛行とはしばらく歩くと症状が出現し，休むと症状がよくなるというものです．ただし，間欠性跛行は ASO[1]/TAO[2] といった末梢動脈疾患でも起きるので，この鑑別がよく問われます．

重要	間欠性跛行といえば

① 馬尾症状
② 末梢動脈疾患

　とはいっても，病態生理を考えれば，この2つの鑑別はさほど難しくありません．神経の方はあくまで脊柱管が狭くなって生じるわけですから，脊柱管を広げるような体勢（例えば，前傾姿勢など）で改善するのは理解しやすいと思います．脊柱管狭窄でコルセットを着用するのも，この前傾姿勢を維持するために有用なのです

　もちろん，足背動脈の拍動低下の有無や神経学的所見（腱反射低下など）などの所見も大事ですが，この増悪寛解因子を拾うだけで，間欠性跛行の神経 vs 血管に当たりをつけることができるので，オススメです．

---

[1] ASO：arterio sclerosis obliterans
[2] TAO：thromboangiitis obliterans

～なぜ L4/L5 で L5 症状をきたすのか～

あれ？と疑問に思った人も多いと思います．解剖に立ち返る（**図 5-8**）と，L4/L5 の間から出る神経は L4 神経のはずなのに，どうして L5 神経が障害されるのでしょうか？

実は，これは神経の通り道に関係します．L4 神経は，L4/L5 を通過することは間違いないのですが，**頭側を通る**のがミソです．図の方が直感的に理解しやすいと思いますが，L4/L5 レベルの椎間板ヘルニアでは，ここは免れるのです（**図5-9**）．逆に，1 個下のレベルの神経が障害されていることがわかります．

臨床レベルの話をしてしまうと，L5 の後ろには S1 もあるわけですから，L4/L5 レベルの大きなヘルニアでは，S1 レベルも障害されることがあります．そのため，現実的には，L4/L5 病変 or L5/S1 病変というように，なかなかクリアカットにいかないことも少なくありません．とはいえ，このあたりの感覚，皆さんならもう理解できるんじゃないでしょうか？

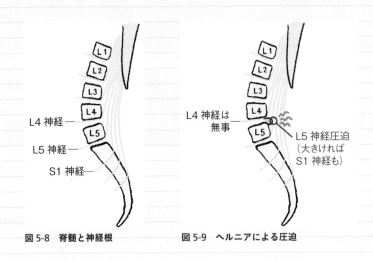

図 5-8　脊髄と神経根　　　　　図 5-9　ヘルニアによる圧迫

腰椎椎間板ヘルニア

好発	若年者
誘因	重いものを持ち上げる，過剰な腰への負荷
症状	腰痛 **脊柱管狭窄による馬尾症状** **椎間孔狭窄による神経根症**
L4/L5	足趾の背屈障害，足背の感覚障害
L5/S1	足趾の底屈障害，足底の感覚障害，**アキレス腱反射低下**
身体所見	**下肢伸展挙上テスト**（SLR） Lasègue 徴候
検査	MRI
治療	**保存療法**（安静，コルセット，鎮痛薬など） 手術 （※膀胱直腸障害があれば緊急手術となる）
備考	前傾姿勢で軽快する 馬尾症状は**会陰部のしびれ**，**膀胱直腸障害**，**間欠性跛行**

脊椎すべり症

好発部位	腰椎
病態生理	何らかの原因（変性など）で椎骨が**前方 or 後方**へズレる
症状	**腰痛，脊柱管狭窄**（→馬尾症状）
検査	X 線，CT，MRI
治療	**保存療法**（安静，コルセット，鎮痛薬など）

解いてみた

腰

腰部脊柱管狭窄症の原因と**なりにくい**のはどれか.

a 脊椎すべり症

b 腰椎椎間板ヘルニア

c 黄色靱帯硬化症

d 後縦靱帯硬化症

e 動脈硬化

思考のプロセス

　脊柱管狭窄症とは，何らかの原因によって物理的に脊柱管が狭くなり，脊髄症（もしくは馬尾症状）や神経根症を起こす総称になります（ただ単に狭いものは脊柱管狭窄といいます.「症」がつきません. 細かいですけど）. なので，**解剖学的に狭くなりうるもの（容れ物の異常）**を考えればよいわけです.

　1つずつみていきましょう. a はいいですね. 椎体が前方もしくは後方にズレてしまうものであり，原因となります. b は主要な原因の1つですね. cとdもよいでしょう. ちなみにですが，**黄色靱帯は脊柱管の後ろにあります. 後縦靱帯は椎体の後ろであって，脊柱管に対しては前方に位置します**. しっかり解剖を理解しておいてくださいね（→ P.42 図4-7）. e は関係ありませんね. 血管の問題です. よって，e が正解.

　本文中でも言いましたが，脊柱管を拡げるような前傾姿勢で改善します. ですので，「自転車は意外と大丈夫なんです」という人も多いです.

脊椎疾患とその症状の組合せで正しいのはどれか. **2つ選べ.**

a 頸椎症性脊髄症 ──── 間欠性跛行

b 頸椎症性神経根症 ──── 腱反射の亢進

c 胸椎後縦靱帯骨化症 ── 対麻痺

d 腰部脊柱管狭窄症 ──── 会陰部の異常感覚

e 腰椎椎間板ヘルニア ── 痙性歩行

5
腰

思考のプロセス

　基本に立ち返りますが,「脊椎やその周囲の構造物から生じた問題により, 脊髄や神経根の問題を生じていること」が整形外科疾患でしたね. ここを噛み締めながら, 1つずつみていきましょう.

　a は「脊髄症」ですので,（障害レベル以外は）上位運動ニューロン障害ですね.「間欠性跛行」といえば馬尾症状もしくは末梢動脈疾患の2つを考えます. b は「神経根症」ですので, 下位運動ニューロン障害です. 腱反射は減弱しますね. c はいいですね. 対麻痺は両側性の下肢運動障害のことで, 前角や側索が両側性に障害された場合に起こります. 後縦靱帯骨化症では脊柱管のスペースを狭小化（つまり, 脊柱管狭窄）し,「脊髄症」を生じます. 圧迫のされ方によっては前角や側索も障害されるので, 対麻痺は起きうるでしょう. d もいいですね. 馬尾症状の代表的な訴えの1つです. e は違いますね. 腰椎レベルに脊髄はありません（厳密にいうと, L1 レベルならありうるのですが, ここのヘルニアはほとんどないので目をつぶります）. 下位運動ニューロン障害となるため, 上位運動ニューロン障害で生じる痙性麻痺ではなく, 弛緩性麻痺のはず. よって, c, d が正解. 復習するのに, とても良い問題だと思います.

99E54

組合せで**誤っている**のはどれか.

a 頸椎椎間板ヘルニア ── 間欠性跛行
b 頸椎後縦靱帯骨化症 ── 膝蓋腱反射の亢進
c 強直性脊椎炎 ──────── 腰椎可動域の低下
d 腰椎椎間板ヘルニア ── アキレス腱反射の減弱
e 腰部脊柱管狭窄症 ─── 下肢や陰部のしびれ

思考のプロセス

　前問と似たような問題をもう1問やっておきましょう. a がさっそく違いますね.「間欠性跛行」といえば馬尾症状もしくは末梢動脈疾患の2つを考えます. よって, a が正解. b は正しい. 頸部の OPLL では頸髄症を起こしうるので, 上位運動ニューロン障害による膝蓋腱反射の亢進がみられます. c は内科の知識になりますが, bamboo spine によって椎体の可動域制限が出ます. d もいいですね. 腰椎椎間板ヘルニアの L5/S1 病変で起こります. e も正しい. 馬尾症状で起きます. 慣れてくれば簡単でしょう?

　ちなみにですが, 実際には馬尾症状は神経根症よりも頻度は低いです. ただ, 膀胱直腸障害を含めて重症になりやすいことを考えると, 国試でこちらが問われやすいのも納得するところです.

106I18

腰椎椎間板ヘルニアでL5神経根が圧迫され，同側下肢の筋力低下がみられた．

障害されると考えられる動作はどれか．

a　股関節屈曲
b　股関節内転
c　膝関節伸展
d　足関節背屈
e　足関節底屈

思考のプロセス

　腰椎椎間板ヘルニアでは，部位の推定がよく求められます．L5神経根が圧迫されているということですから，足趾の背屈障害もしくは足背の感覚障害をきたしますね．よって，dが正解．S1病変で生じるeとは，きちんと区別することが大切です．

　一応触れておくと，aとcは大腿神経でL2～L4，bは閉鎖神経で同じくL2～L4になります．まぁ参考程度でよいです．

100F46

43歳の男性．右下肢の脱力感を主訴に来院した．2週前，重量物を挙上した際に腰部に激痛を認めた．右下腿外側から足背への感覚障害を認める．
この患者にみられる所見はどれか．**2つ選べ**．

a 排尿困難
b 膝蓋腱反射消失
c 膝伸展筋力低下
d 母趾伸展筋力低下
e Lasègue テスト陽性

思考のプロセス

　「腰痛＋片側性の末梢神経症状」をきたしていることより，腰椎椎間板ヘルニアをまず考えます．比較的若年であり，重量物を挙上した際に生じたエピソードがあるので合致しますね．この患者さんは，運動障害（脱力感）および感覚障害（右下腿外側から足背）のどちらもきたしている状態です．後者から，L5病変だと推測することができます．

　1つずつ選択肢をみていきましょう．a は S1 病変で考えます．b は L4 病変，c は（前問より）L2〜4病変，d は L5 病変を示唆します．e は腰椎椎間板ヘルニアそのものに有用な身体所見ですね．よって，d, e が正解．

99G45

28歳の女性．右下腿の激痛と歩行困難とを主訴に来院した．数年前から時々腰痛と右殿部痛とがあり，腰椎椎間板ヘルニアの診断を受けていた．今朝，顔を洗おうとしたとき，突然右下肢に激痛が走り動けなくなった．昨夜から排尿がない．右足外側に痛覚の脱失と触覚の鈍麻とがある．右アキレス腱反射は消失，右腓骨筋の筋力は 2 である．

緊急手術の理由となる症候はどれか．

a 排尿障害

b 下肢の激痛

c 腓骨筋の麻痺

d 表在感覚の脱失

e アキレス腱反射の消失

思考のプロセス

　すでに腰椎椎間板ヘルニアの診断を受けています．アキレス腱反射の消失があることから，S1 病変であり，排尿がないというのは膀胱直腸障害によるものだとわかりますね．通常は保存療法ですが，膀胱直腸障害があれば緊急手術の適応となりますので，これがそのまま答えとなります．a が正解．

　この問題から新しく学んでほしいことは，**足の外側の感覚は S1 支配である**ということです．前問で出てきた**下腿の外側の感覚は L5 支配**でした．この違いも知っておくと，L5 病変と S1 病変を鑑別するうえでさらに役立ちます．

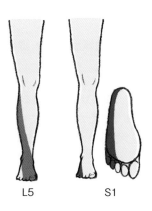

L5　　　　　S1

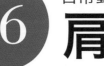

日常動作に深く関与する

肩

　肩の構造は複雑であり，一朝一夕でメカニズムを理解することは難しいと思います．そんな理由もあるためか，国試の出題頻度は非常に少ないです．一方，実際の臨床では「肩痛」はよくある訴えの１つです．そこで本書では，実際の臨床でよく遭遇する疾患を中心に学ぶこととします．

◆腱板断裂は肩があがらなくなる

　肩を構成する筋肉はたくさんありますが，このうち肩をあげる（正確には外転・外旋させる）のに重要となってくるのは，棘上筋，棘下筋，小円筋，肩甲下筋の４つであり，合わせて rotator cuff（腱板）と呼びます．

　日常的に肩を酷使したり，外傷によって傷んだりすると，この rotator cuff（腱板）が断裂してしまい，肩痛や肩の挙上困難を生じます．

 Amasawa's Advice

　中高年の肩の痛み（＋可動域制限）→ 腱板断裂をまず考えよう！

　診断には **MRI** が有用です（図 6-1）．通常あるはずの腱板が見えなくなっていれば，断裂したと考えます．ただ見慣れていない領域だと思うので，画像は典型的なものを１つインプットしておけばよいと思います．

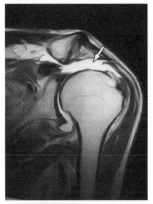

図6-1 腱板断裂（110E12）

　治療は，保存療法（安静，疼痛コントロール，ステロイド注射など）になること
も多いですが，機能的予後がよいと見込めれば手術も検討します．その際に
は**関節鏡**を用いた手術が一般的です（**図6-2**）．これは肩関節に限らず，他の
関節の手術にもよく使用されています．

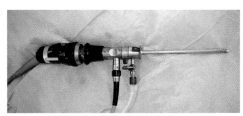

図6-2 関節鏡（104A9）

◆肩関節周囲炎は除外診断である

　「中高年の肩の痛み（＋可動域制限）」から腱板断裂を疑ったけれども，MRI
で rotator cuff に異常がなかった場合，肩関節周囲炎と除外診断されること
が多いです．

　肩関節の構造物（腱板や関節包など）の炎症を総称したものであり，
common diseases の1つです．肩関節周囲炎だけでなく，「五十肩」や
「凍結肩」などさまざまな呼び名があり，概念としてはまだ統一されていな

い状況でもあります.

　手術適応はなく，**保存療法**（安静，疼痛コントロール，ステロイド注射など）を
行います.

～石灰沈着性腱板炎～

　石灰沈着性腱板炎は，救急外来でそれなりの頻度で来る＆知っていれば一発
診断できる疾患なので取り上げておきます.

　腱板（rotator cuff）に**リン酸カルシウムが沈着**し，これに対して炎症が生じた
ものを**石灰沈着性腱板炎**といいます（**図6-3**）. **急激な肩痛，外傷エピソードがな
い**という臨床情報と **X 線の石灰沈着**の 3 つが揃えば診断できるものです. 通常，
MRI のハードルが高い救急外来で，肩痛はなかなか診断がつけられないですが，
X 線だけで診断できるというのは大きいです.

　石灰沈着したところを注射器で吸引したり，ステロイド注射を行うことで，
劇的に症状が和らぐ人もいます. 治療方法がしっかりあるので，ぜひとも見つけ
てあげてほしいと思います. "肩の尿路結石"のようなイメージをもっておくと
よいでしょう.

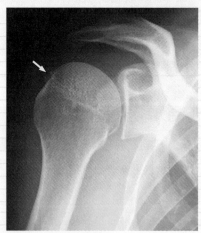

図 6-3　石灰沈着性腱板炎

◆肩関節脱臼は若年者に好発する

　肩関節は他の関節と比べて，不安定な構造となっています．ラグビーなどの**コンタクトスポーツ**で脱臼を起こしやすく，特に**前方への脱臼**がほとんどです．1/3程度では反復するといわれています．

　骨折を合併していることも少なくないので，見た目で明らかに脱臼しているように思えても，整復する前には**必ずX線で確認**しなければなりません（**図6-4, 6-5**）．これを怠ると，あとで骨折が見つかったときに，「整復したときに折れたんじゃないか！？」と，かなり責められることになるので，ご注意を！

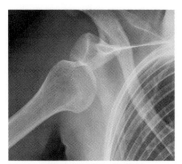
図6-4　肩関節前方脱臼（整復前）

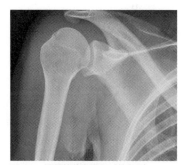
図6-5　肩関節前方脱臼（整復後）

　整復方法はいろいろありますが，患者さんにうつ伏せになってもらい，5kgくらいの重りを手に吊り下げ，自然整復されるのを待つ，という方法が最も簡便かつ安全です．これを**Stimson法**（スティムソン）といい，経験がなくても安心して施行できる方法なので，ぜひとも研修前に覚えておきましょう（**図6-6**）．

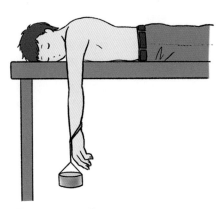
図6-6　Stimson法

腱板断裂

好発	中高年
症状	肩痛，可動域制限
検査	MRI
治療	保存療法 （安静，疼痛コントロール，ステロイド注射など） 手術
備考	関節鏡での手術が一般的である

肩関節周囲炎

好発	中高年
症状	肩痛，可動域制限
検査	MRI
治療	保存療法 （安静，疼痛コントロール，ステロイド注射など）
備考	腱板断裂などを除外して診断する 五十肩や凍結肩ともいう

肩関節脱臼

好発	若年男性
症状	肩痛，可動域制限
X線	**前方脱臼**が多い
合併症	**骨折** 腱板断裂，腋窩神経麻痺
治療	整復（Stimson 法など）

解いてみた

肩

110E12

3か月前に転倒し左肩を打撲後，左肩運動時痛と夜間痛が持続している72歳の男性．この男性の左肩関節 MRI の T2 強調冠状断像を別に示す．

診断として最も疑われるのはどれか．

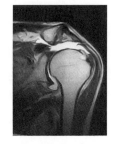

a　腱板断裂
b　Bankart 損傷
c　上腕骨骨嚢腫
d　肩関節後方脱臼
e　肩関節ガングリオン

思考のプロセス

　外傷歴がありますね．「中高年の肩の痛み」から，腱板断裂をまず疑います．病歴だけでは決着がつきませんが，こういったときの画像は典型的なので安心して画像をみると，本来あるべきはずの腱板がなくなっていますね．よって，a が正解．

　他の選択肢はみるまでもありませんが，一応解説しておきます．b は関節唇の損傷のことであり，反復する脱臼が原因となります．専門医向けの知識なので覚えなくて OK．c は骨腫瘍ですが，画像で骨に腫瘍はありません．d の脱臼は画像的にもありませんし，そもそも3か月も続くものではありません．e はよくある良性軟部腫瘍の1つですが，画像ではありません．

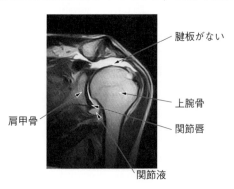

腱板がない

上腕骨

肩甲骨

関節唇

関節液

53歳の女性．3週前からの右肩関節痛を主訴に来院した．外傷の既往はない．肩関節可動域は屈曲 70 度，伸展 20 度，外転 60 度，内転 30 度，外旋 20 度，内旋 45 度で，特に外旋時に痛みが増強する．

日常動作で大きな支障をきたすのはどれか．**2 つ選べ．**

a 整髪

b 結帯

c 食事

d 書字

e 靴下着脱

6
肩

思考のプロセス

　病歴をみると，「中高年の肩の痛み（＋可動域制限）」ですから，腱板断裂（MRI で所見がなければ肩関節周囲炎）が考慮されます．しかし，今回の設問では診断ではなく，日常生活に支障をきたす動作について問われています．少し頭を使わなくてはいけません．

　ここで，可動域の正常値がどれくらいかなどは覚え直す必要などありません．**自分の身体で実践すればいいだけ**です．

　腱板断裂（もしくは肩関節周囲炎）では，外転や外旋が特に障害されます．外転は"気をつけの姿勢"から肩を側方に挙げていく動作です．普通は真上（180 度）まで挙がりますよね．これが 60 度しか挙がらないのですから，**a** の洗髪は難しいでしょう．外旋は"胸をはる動作"です．結帯（腰の後ろでエプロンの紐を結ぶなど）では腕を後ろに回すために胸をはる動作のようになるため，これが難しくなります．よって，a，b が正解．そもそも，「結帯」というのは日常であまり使わない言葉なので，それ自体の意味が難しかったかもしれませんね．

　ちなみに c〜e についてですが，肩（上腕）をそんなに動かさないでもできる動作ですので，大きな支障はきたさないでしょう．整形外科領域のこういった可動域の問題については，ぜひとも**実際に身体を動かす**ということで対応してもらいたい．

7 小児で問題となりやすい 肘

国試の傾向と対策

朗報です．肘の疾患についてはすでに半分は学び終わっています．それは第 2 章で扱った小児の骨折であり，残りの肘の疾患も小児に好発するものです．救急外来でよくみる肘内障と，スポーツ界で有名な離断性骨軟骨炎の 2 つを学びます．

◆肘内障は親からの問診で一発診断できる！

肘内障は，橈骨頭にある橈骨輪状靭帯がズレてしまう疾患です．医学的には，このズレを亜脱臼といいます．ぜひとも皆さんには，肘内障の診断＆治療を会得してほしいです．というのも，研修医になったときにすごくいい思いができるから．

研修医になるとわかりますが，実際の診療は国試のようにトントン拍子には進みません．ときには診断すらもつかないことを経験します．しかし，肘内障は診断＆治療が自分ひとりで完結できるので，医師になった実感を強く感じることができますし，非常に感謝もされます．だって，親からしてみれば，子供が泣きじゃくって腕を動かさなくなるという緊急事態が起こっているのに，その場でちょちょいのちょいと治してくれたら，「先生，神！！」って，そりゃなりますよ（笑）．

そんな肘内障は，**幼児**に起こります．本人はわんわん泣いていることが多いので，親からの病歴聴取が鍵となります．

「子供の腕を引っ張った後，腕を動かそうとしない」

というエピソードが得られれば，ほぼ決着です．外傷機転がなければ，X線すらいりません．

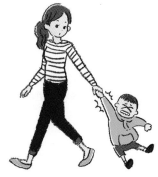

Amasawa's Advice

親が子供の腕を引っ張った → 肘内障をまず考えよう！

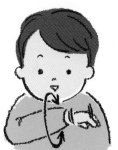

整復方法にはいろいろありますが，とっても簡単な方法を1つ紹介しておきます．それは，肘を支えたうえで，アイ〜ンさせながら，キラキラ星（手首くるくる）させるだけです．……いやいや，ホントですって（笑）．

学問的に言うのなら，**肘を屈曲させて，回内 or 回外させる**のです．これでほとんど戻りますから，あとは本人に「バイバイ」をしてもらって，腕が動くことを確認し，診察終了．たったこれだけで，アナタも名医です．

◆離断性骨軟骨炎はピッチャー泣かせ

　いわゆる**野球肘**であり，その名のとおり，野球少年（特にピッチャー）に好発する疾患です．投球によって肘を酷使した結果，骨（＋軟骨）にひびが入って，骨の一部が遊離してしまいます（**図7-1**）．この骨が関節内を動き回り，肘の違和感，引っかかり感，可動域制限，痛みなどを生じるようになります．

Amasawa's Advice

リトルリーグ → 離断性骨軟骨炎をまず考えよう！

　患者さんの中には，「スポーツが人生のすべて」と考えている人もおり，無理をしがちです．しかし，しっかり未来を見据えて，**ドクターストップ**（**投球禁止**）をかけることこそが重要です．安静にしても改善に乏しいようであれば，手術を検討しましょう．

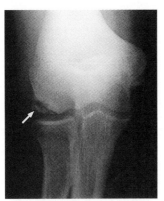

図 7-1　離断性骨軟骨炎（105I41）

肘内障

好発	幼児（1~4歳）
受傷機転	急に腕を引っ張られる
病態生理	外引力による橈骨輪状靭帯の亜脱臼である
症状	手を動かそうとしない
治療	肘の屈曲＆回内・回外
備考	骨折が疑われるときにはX線が必要となる

離断性骨軟骨炎

好発	野球少年（特にピッチャー）
病態生理	肘の酷使により，骨（＋軟骨）が剝がれる
症状	肘の違和感，肘の引っかかり感（ロッキング） 肘の可動域制限，肘痛
合併症	尺骨神経麻痺
X線	関節内遊離体（骨の一部が遊離）
治療	保存療法（投球禁止など） 手術
備考	野球肘ともいわれる

オリジナル

3歳の男児. 2時間前に母親が左手を強く引っ張ったことを契機に，急に泣き出し，それ以降，まったく左上肢を使おうとしなくなった. 腫脹は認めない.

最も考えられる疾患はどれか.

a 上腕骨顆上骨折

b 上腕骨外顆骨折

c Colles 骨折

d 離断性骨軟骨炎

e 肘内障

思考のプロセス

「母親が子供の腕を引っ張った」という病歴から，肘内障をまず考えます. 症状も合致しますね. よって，e が正解.

他の選択肢もみてみましょう. a，b は小児の骨折として有名ですが，転倒などの外傷歴はありませんし，腫脹もありません. **外傷歴がなければ X 線すら不要です**. c は高齢者の骨折として有名ですね. d は野球肘のことであり，当然そんなエピソードはありません. 迷わなかったことでしょう.

15歳の男子．右肘関節痛を主訴に来院した．8歳から野球のリトルリーグに所属し投球練習を毎日行ってきた．6か月前から投球時に右肘が痛むようになってきた．症状が改善しないため受診した．身長 168 cm，体重 65 kg．右肘関節外側に軽度の腫脹と圧痛とを認める．右肘関節の関節可動域は，屈曲110°，伸展−20°である．右肘関節エックス線写真正面像（A）と右肘関節CT（B）とを別に示す．

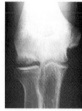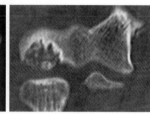

優先すべき対応はどれか．

a 投球制限
b 可動域訓練
c 抗菌薬投与
d ヒアルロン酸関節内注射
e 副腎皮質ステロイド投与

思考のプロセス

「リトルリーグ」は少年野球のことであり，それに伴う肘の痛みといえば，離断性骨軟骨炎をまず考えます．それを予想したうえで画像をみてみると，骨の一部が遊離していますね．よって，a が正解．他の選択肢はみるまでもありません．

あらゆる年代にトラブルを起こす

股

「股関節痛」は一筋縄ではいかず，X線やMRIなどの画像が読め
なければ診断にたどり着くのは難しいと苦手意識を持っている人も多
いと思います．しかし，**いくつかのポイント**をおさえておくだけで，非常
に**クリアカットにすることが可能です．**

◆「股関節痛」を解くポイント

出し惜しみをしても仕方がないので，「股関節痛」を得意にするポイント
を早速伝授します．下記3つを意識してください．「股関節痛」が得意にな
ることを保証します．

重要 **股関節痛を読み解くまとめ**

① 年齢で鑑別をはじめる
② X線で判断しない
③ すべてはOAにつながる

1つずつ補足していきます．とりあえず，国試で扱われる「股関節痛」の
疾患を次の表にまとめておきます（**表8-1**）．あとで復習しやすいようにX線
の所見も入れていますが，まずは全体像を眺めてみてください．

表 8-1　年齢別にみる股関節疾患

年齢	疾患名	Ｘ線所見
新生児〜乳児	発育性股関節形成不全	大腿骨端核の逸脱
幼児〜 小学校低学年	Perthes 病 （ペルテス）	帯状硬化 大腿骨頭の扁平化
小学校高学年〜 高校生	大腿骨頭すべり症	大腿骨頭の転位
成人	大腿骨頭壊死症	帯状硬化 大腿骨頭の扁平化
中高年	変形性股関節症	骨棘，骨硬化 関節裂隙の狭小化

　いかがでしょうか．きれいに年齢別に並んでいると思いませんか？　実際の臨床でも，「股関節痛」の鑑別において"年齢"は非常に重要なファクターなので，国試でもこれを生かさない手はありません．

　続いて，Ｘ線について．ハッキリいいましょう！　**読み切るのは諦めてください**．同シリーズの眼科で，眼底検査についても似たようなことを述べていますが，ここは確実にオーバーワークになるところです．そりゃ〜Ｘ線で一発診断できたら，カッコいいと思いますよ？　ですが，そもそも正常の画像をたくさん見慣れていない皆さんにとって，なにが異常なのかを読み取ることはまず不可能だと思います．もちろん，Ｘ線もガンガン読みたいぜ！という人を止めはしませんが，「**医学生にとって大事なことは基本である**」，という著者の考え方からは離れるところです．病態生理をわかりやすくするために触れることはありますが，それ以上の意味は見出しません．なので，股関節におけるＸ線については，所見名だけおさえてくれれば OK です（最終的には**表 8-1** を参考にしてください）．

　最後に，すべては**変形性股関節症（OA）につながる**という事実です．この視点はとても重要です．つまり，発育性股関節形成不全，Perthes 病，大腿骨頭すべり症，大腿骨頭壊死症などたくさんの病気が並んでいますが，

どれもこれも変形性股関節症（OA）につながるのを防ぐのが治療の目的となります．なので，どの疾患においても一旦は保存療法でみてもいいですが，進行していくケースでは手術療法が必要となるのです．この視点を持っておくことで，大局を見失わなくなり，問題もスラスラ解けるようになると思います．

総論としてはこんなところです．この3つをおさえるだけで，「股関節痛」への苦手意識が圧倒的に変わりますよ？

◆発育性股関節形成不全は年齢別に治療が異なる

赤ちゃん（特に女児）に好発する疾患です．昔は，「先天性股関節脱臼」といわれていた疾患ですが，先天的な要因ではなく，不適切な育児習慣（例：下肢を伸ばしたまま抱っこするなど）が原因であることがわかったため，この名前に変わりました．

対象が赤ちゃんなので，実際には「股関節痛」という訴えでは来ません．足を動かさない，開排制限がみられるなどの親の観察がヒントとなります．

実臨床では，専門医によってX線で形態評価をしますが，前述したとおりにオーバーワークな領域なので，ここは無視してOK．その代わり，身体所見を重視してください．仰向けに寝かせたときに，**病側の膝の高さが低くなること**＆**病側のおしりのしわが増えること**の2点を要チェックです（**図8-1**）．

治療は，年齢別におさえておきましょう．新生児（1か月未満）であれば，開排に制限をかけないゆとりのある**厚めのオムツ**を履いてもらって，自然整復を目指します．乳児（1か月～1歳）であれば**リーメンビューゲル装具**というもので矯正が可能です（**図8-2**）．もしも，幼児（1～6歳）になっても残存するようであれば手術を検討しましょう．

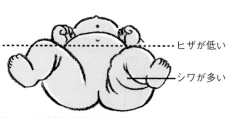

ヒザが低い

シワが多い

図 8-1 発育性股関節形成不全

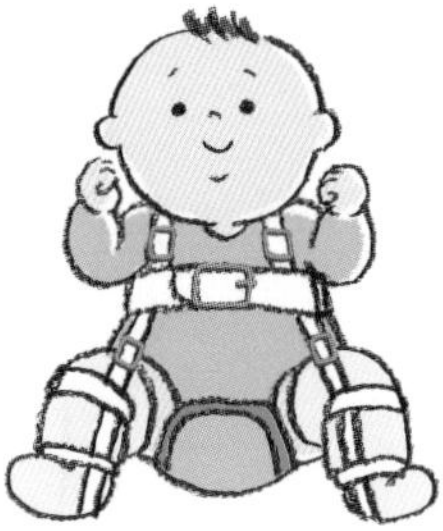

図 8-2 リーメンビューゲル装具

重要 **発育性股関節形成不全の治療まとめ**

新生児 （〜１か月）：**厚めのオムツ**
乳児　 （〜１歳）　：**リーメンビューゲル装具**
幼児　 （１〜６歳）：**手術**

◆ Perthes 病は発症年齢が低いほど治りやすい

幼児〜小学校低学年の男児に好発します．血行障害によって大腿骨頭が壊死する病気であり，90％は片側性です．

Ｘ線では，帯状硬化や大腿骨頭（骨端核）の扁平化がみられます（**図 8-3, 8-4**）．簡単にいうと，前者は壊死をみていて，後者はそれによって潰れた状態をみています．つまり，前者が初期，後者が進行期でみられる所見です．Ｘ線から読み取れずとも，こういうことが起きているのを画像でみているのだ，ということは理解しておいてください．

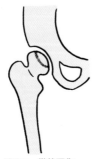
図8-3 帯状硬化

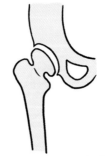
図8-4 大腿骨頭の扁平化

原則としては保存療法でOK. 自己再生してすっかり元どおりになることも少なくありません. しかし, 進行するケースでは変形性股関節症 (OA) に至る可能性を考え, 手術 (骨切り術など) を検討します.

◆大腿骨頭すべり症は手術適応となりやすい

小学校高学年～高校生の男児に好発します. 急激な体重増加によって, 過剰な負荷が成長板にかかり, 大腿骨頭 (骨端核) のズレを生じる疾患です.

X線でも, 上記の**大腿骨頭 (骨端核) のズレ**を見に行けばいいのですが, これは専門医でも難易度が高いです (**図8-5**).

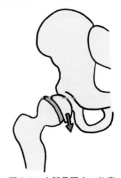
図8-5 大腿骨頭すべり症

まずは保存療法ですが, ズレが大きい場合は, 将来の変形性股関節症 (OA) に至るのを防ぐため, 積極的な手術適応 (内固定) となります.

◆大腿骨頭壊死症はPerthes病の成人バージョン

成人に好発します. ステロイド (大量), アルコール多飲などがリスクとなり, 血行障害によって大腿骨頭に壊死をきたします. 簡単にいえば, Perthes病の成人バージョンです.

X線では，Perthes 病と起こっていることは同じなので，帯状硬化→大腿骨頭の扁平化がみられます（**図8-3, 8-4**）.

原則としては保存療法で OK ですが，子供と違って元に戻りにくく，進行するケースでは変形性股関節症（OA）に至る可能性を考え，手術（骨切り術など）を行います.

◆変形性股関節症（OA）は運動で増悪する

中高年に好発します．多くは加齢性変化であり，肥満が増悪因子となります．また，これまで学んできたような各股関節疾患の行き着く最終地点でもあります.

軟骨がすり減り，それによって骨に変形が起こり，X線では骨の突起物（骨棘），局所的な硬化（骨硬化），関節裂隙の狭小化がみられます（**図8-6**）.関節裂隙が狭くなればなるほど，進行しているといえます.

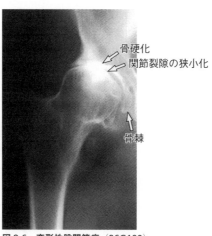

図8-6　変形性股関節症（96G100）

治療は，保存療法が主体で，状況によっては手術（人工関節置換術など）も検討します．詳しくは次章で.

◆ X 線も一応みておく？（Advanced）

　最後に，一応 Perthes 病（もしくは大腿骨頭壊死症）の X 線も載せておきますね（**図8-7, 8-8**）．左が帯状硬化であり，右が大腿骨頭の扁平化です．「言われてみれば，そうみえるかも……？」くらいで十分です．

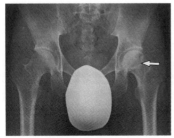

図 8-7　帯状硬化（108I53）

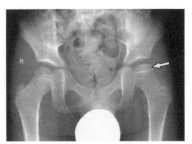

図 8-8　大腿骨頭の扁平化（98D45）

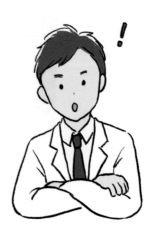

発育性股関節形成不全

好発	新生児〜乳児 （特に女児）
症状	足を動かさない，開排制限
身体所見	病側の膝の高さが**低くなる**（Allis sign） 病側の**おしりのしわ**が増える
X 線	大腿骨端核の逸脱
治療	（新生児）**厚めのオムツ** （乳児）**リーメンビューゲル装具** （幼児）手術
備考	発生率は 1,000 人に 1 人くらい

Perthes 病

好発	幼児〜小学校低学年 （特に男児）
病態生理	原因不明の血行障害による骨壊死
症状	股関節痛，可動域制限
X 線/MRI	**帯状硬化，大腿骨頭**（骨端核）**の扁平化**
治療	保存療法（安静，装具など） 手術
備考	発症年齢が低いほど予後良好である 多くは**片側性**である（90%）

大腿骨頭すべり症

好発	小学校高学年〜高校生（特に男児）
リスク	肥満
病態生理	急激な体重負荷によって大腿骨頭がズレる
症状	股関節痛，可動域制限
X 線/MRI	大腿骨頭（骨端核）の転位
治療	保存療法（安静，装具など） 手術

大腿骨頭壊死症

好発	成人
リスク	ステロイド大量投与，アルコール多飲 外傷，放射線
病態生理	血行障害による骨壊死
症状	股関節痛，可動域制限
X 線/MRI	帯状硬化，大腿骨頭の扁平化
手術	保存療法（安静，装具など） 手術
備考	ステロイドは女性，アルコールは男性に多い

変形性股関節症

好発	中高年
原因	**加齢性変化** 各股関節疾患
増悪因子	**肥満**
症状	股関節痛，可動域制限
X 線	**骨棘，骨硬化** **関節裂隙の狭小化**
治療	保存療法（ダイエット，足底板，NSAIDs など） 手術（骨切り術，人工股関節置換術）
備考	運動時もしくは荷重時に悪化する

オリジナル

疾患と好発年齢の組み合わせで最も近いものはどれか.

a 発育性股関節形成不全 ── 5 歳

b Perthes 病 ──────── 15 歳

c 変形性股関節症 ──────── 25 歳

d 大腿骨頭すべり症 ─────── 35 歳

e 大腿骨頭壊死症 ─────── 45 歳

思考のプロセス

　繰り返しますが,股関節疾患では年齢での鑑別が非常に重要です.この問題でトレーニングしておきましょう.

　1 つずつみていきます.a は違いますね.新生児〜乳児に好発します.(現代では稀ですが)放置した場合には幼児にみられることもあり,その場合は手術適応となります.b も違いますね.Perthes 病は幼児〜小学校低学年に好発する疾患であり,15 歳は好発年齢から外れます.c も間違い.変形性股関節症は中高年女性に多い疾患ですね,d も間違い.大腿骨頭すべり症は小学校高学年〜高校生くらいの肥満男児に好発します.e が正しい.大腿骨頭壊死症は成人に好発し,女性ならステロイド,男性ならアルコールがリスクとなりやすいです.よって,e が正解.すべての選択肢を完璧にするまで,何度も復習しましょう!

股関節痛を行う疾患について**誤っているもの**はどれか.

a 発育性股関節形成不全は変形性股関節症のリスクになる.

b Perthes 病は安静が基本的治療になる.

c 大腿骨頭すべり症は両側性に生じやすい.

d 大腿骨頭すべり症の X 線所見では帯状硬化がみられる.

e 変形性股関節症は肥満がリスクになる.

8

股

思考のプロセス

1 つずつみていきましょう. a はいいですね. 発育性股関節形成不全に限らず, すべての股関節疾患は変形性股関節症へとつながります. b も OK. Perthes 病に限らず, **股関節疾患では手術適応となることもありますが, まずは安静などの保存療法から**です. c も正しい. 大腿骨頭すべり症は急激な体重増加による負荷が原因になるので, **両側性に生じやすい**というのは納得できるところだと思います. d が違いますね. 画像は読めなくていいですが, 所見名はきちんと疾患と対応させておきましょう. 帯状硬化は Perthes 病や大腿骨頭壊死症の所見になります. よって, d が正解. e はいいですね. 肥満になるほど, 股関節に負担がかかります.

109I23

3か月児の股関節 X 線写真の正面像を別に示す.

診断として正しいのはどれか.

a Perthes 病
b 骨端線離開
c 単純性股関節炎
d 大腿骨頭すべり症
e 発育性股関節形成不全

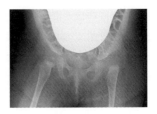

思考のプロセス

　股関節痛を得意とする 2 つ目のポイントとして,「X 線で判断しない」というのを挙げています. 一見, 病歴も乏しく, 画像を読ませる問題のように感じますが, 答えは最初に出ています. ……そう, 年齢ですね. よって, e が正解.

　X 線では Hilgenreiner 線, Ombredanne 線, Shenton 線, Calve 線……などを駆使して判断します. しかし, こんなのは専門医以外に必要ない, というか専門医以外が判断してはいけません. 専門医のみに必要な知識など確実にオーバーワークですから, 無視です.

4か月の男児．健康診査で左股関節の開排制限を指摘され来院した．初診時の下肢の写真を次に示す．

対応として**適切でない**のはどれか．

a　家族歴と成長歴とを聴取する．

b　超音波検査を行う．

c　徒手整復後にギプス固定を行う．

d　リーメンビューゲル装具による治療を行う．

e　将来，変形性関節症になる可能性を両親に説明する．

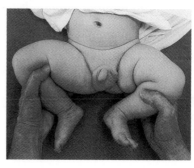

思考のプロセス

　前問のX線をみる問題より，こちらの身体所見をみる問題の方がはるかに重要です．乳児の股関節疾患ですから，発育性股関節形成不全を考えます．その上で身体所見をとった画像をみてみると，左側でおしりのしわが増え，右側と比べて開きが悪いこと（開排制限）がわかりますね．よって，左側の発育性股関節形成不全だとわかります．

　1つずつみていきます．aはいいですね．不適切な育児習慣がないのかのチェックが必要です．余談ですが，**発育性股関節形成不全には家族歴がありがち**と言われています．bもOK．非侵襲的であり，他の疾患の除外にも有用です．ちなみにですが，**超音波検査はやって悪いことはありませんから，国試で間違いの選択肢とはなりにくい**ことはテクニックとして知っておいてください．cが間違い．使うのはdのリーメンビューゲル装具でしたね．eもOK．だからこそ適切な治療介入が求められます．よって，cが不適当なものとして正解．

104D40

8歳の男児. 跛行を主訴に母親に伴われて来院した. 6か月前から運動時に
左股関節の疼痛があり, 3か月前から歩行時に跛行があることに母親が気付
いた. 既往歴に特記すべきことはない. 明らかな低身長や肥満を認めない.
左股関節には軽度の可動域制限があるが, 発赤や熱感はない. 股関節X線
写真を次に示す.

この病態で正しいのはどれか.

a 軟骨代謝の異常
b 細菌感染後の骨変化
c 成長ホルモンの分泌異常
d 大腿骨近位骨端部の血行障害
e 骨系統疾患に伴う骨の成長障害

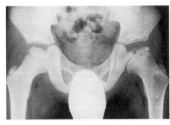

思考のプロセス

　小学校低学年の股関節痛ですから, Perthes病ですね. 血行障害による骨
壊死が病態でしたから, dが正解. 他の選択肢はみるまでもありません.

　X線では, 左大腿骨頭骨端核の扁平化がみられています. Perthes病の所
見ですが, 補助的でOK. 年齢での鑑別がいかに強力か, そろそろ実感して
きたことでしょう.

　え？……もし, 年齢で解けない非典型的な問題が出てきたらどうするの
かって？　大丈夫です. **そんな問題はみんなも解けないし, 解ける必要もあ
りません**. そもそも, 医師になってから"年齢を考えない股関節痛の鑑別"
などありえませんし, よほど問題作成者に悪意がない限りは起こらない事態
と思ってよいでしょう.

11歳の男児．左足の靴下が履けない，走りにくい，床から起き上がりにく
いことを主訴に来院した．5か月前に野球でスライディングをし，その後か
ら左大腿部から膝部にかけての痛みが出現した．その後も野球を続けていた
が，練習後の夜間に疼痛があり，朝には改善することを繰り返していた．安
静時痛はなかった．2か月前には友人から跛行を指摘されたが，疼痛が改善
傾向であったため様子を見ていた．1週前に，患児が立ったままでは左足の
靴下を履けないことに父親が気付いた．身長155 cm，体重62 kg．股関節前
面部に圧痛と運動時痛とを認める．左股関節可動域は屈曲30°，伸展－10°，
内旋0°，外旋40°．血液生化学所見に異常を認めない．来院時の両側股関節
のX線写真（A，B，C）を別に示す．

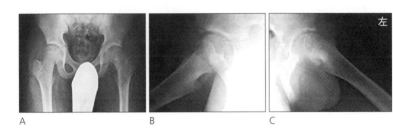

A　　　　　　　　B　　　　　　　　C

最も考えられるのはどれか．

a　Perthes病

b　大腿骨骨頭骨折

c　坐骨結節骨端症

d　大腿骨頭すべり症

e　発育性股関節形成不全

思考のプロセス

　小学校高学年の股関節痛ですから，大腿骨頭すべり症を考えます．肥満で
あることも合致しますね．よってdが正解．

　X線では，左の大腿骨頭骨端核の転位がみられます．実臨床ではa〜cが
ないことも画像で合わせて確認する必要がありますが，いずれも難易度が高
すぎます．オーバーワークしない．難しく考えすぎない．

29歳の男性．両側の股関節痛を主訴に来院した．6か月前から誘因なく両側の股関節痛が出現し，徐々に増強して跛行を自覚するようになった．既往歴は特にない．飲酒はウィスキー360 mL/日を6年間．股関節X線単純写真正面像を次に示す．

考えられるのはどれか．

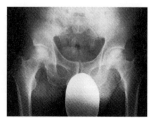

a　骨髄腫
b　Ewing肉腫
c　変形性股関節症
d　大腿骨頭壊死症
e　神経病性関節症

思考のプロセス

　成人の股関節痛ですから，大腿骨頭壊死症をまず考えます．アルコール多飲歴があるのも合致しますね．X線所見では帯状硬化や大腿骨頭の扁平化がみられるのでしたね．そう思ってX線をみてみると，帯状硬化や扁平化があるようにもみえてくるかもしれません．まぁ，参考程度でかまいません．いずれにせよ，dが正解．他の選択肢は年齢（と病歴）が合いません．

95C37

34歳の女性．右殿部から股関節にかけての疼痛を主訴に来院した．4年前に全身性エリテマトーデス〈SLE〉を発症し，現在も副腎皮質ステロイドによる治療を受けている．両股関節の単純X線写真では異常を認めない．
股関節病変の診断に最も有用な検査はどれか．

a　超音波検査
b　関節造影
c　単純MRI
d　骨シンチグラフィ
e　骨生検

思考のプロセス

　成人の股関節痛ですから，大腿骨頭壊死症をまず考えます．SLEに対してステロイドを使用していることが合致しますね．ただし，単純X線写真では異常を認めないということです．骨折同様，X線で所見がなくても病歴で疑わしいときは，CT/MRIで精査をしましょう．よって，cが正解．

　この問題を別の視点でみてみると，**プロでもX線でわからない場合があるということです**（**実際の臨床もそう**）．ましてや，股関節のX線を見慣れていない皆さんにとって，画像で解くというのは無理難題です．

　X線をみるな！ということではありませんが，中途半端になるくらいならちゃんと専門医に任せるべき，ということをわかってください．なんでも自分でみたい！という気持ちもわかりますが，なぜ専門領域が細分化しているのかということには，ちゃんと意味があります．ここを理解できない人は，正直かなり危ない医師になります．

　患者さんは，医師ならなんでも診てくれると思っている人もいます．皆さんの専門分野とは異なる「股関節痛」が来院するかもしれません．そんなときには**年齢でこういうことが考えられるというところでとどまり，X線で無理に判断せず，専門医に受診を促すことができるかどうか**が，巷で溢れている誤診を減らせる強力な手段となりえます．

110D38 改変

72歳の女性．左股関節痛と歩行困難とを主訴に来院した．3年前から左股関節痛を自覚し，最近，痛みが強くなり跛行を伴うようになってきたため受診した．股関節部に外傷歴はない．喫煙歴はない．飲酒は機会飲酒．身長152 cm，体重65 kg．体温36.2℃．脈拍72/分，整．下肢長は右75 cm，左73 cmである．股関節X線写真正面像を次に示す．

最も考えられる疾患はどれか．

a　関節リウマチ

b　化膿性股関節炎

c　大腿骨頭すべり症

d　大腿骨頭壊死症

e　変形性股関節症

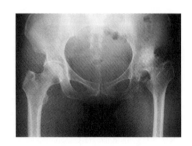

思考のプロセス

　高齢者の股関節痛です．外傷歴はありませんし，変形性股関節症をまず考えます．よって，eが正解．

　画像では，骨棘，骨硬化，関節裂隙の狭小化がみられ，変形性股関節症に合致する所見です．まぁ，いつもどおり参考程度でOK．ちなみにですが，a〜dがベースにあった可能性はあります．つまり，これらの疾患から二次性に変形性股関節症に至ったというストーリーも考えられるわけです．ただ，既往歴は不明であり，妄想の域を出ません……．いずれにせよ，現在起こっている症状としては，eの変形性股関節症が最も考えられます．

発熱の有無をチェック！

9 膝（中高年）

　「股関節痛」で年齢は最大の鑑別ポイントでしたが,「膝の痛み」でも年齢は重要な要素です.「股関節痛」ほど疾患別にはなっていませんが, 若年と中高年の大きく2つに分け, 若年では外傷によるもの, 中高年では変性によるもの, と考えるとクリアカットにいきます. まずは, 中高年に起こる膝の疾患を2つ学んでいきましょう.

◆変形性膝関節症は common diseases の1つ

　変形性股関節症と同様に, 大半は加齢性変化であり, 肥満が増悪因子となります. また, いろいろな膝関節疾患の行き着く最終地点でもあります. 変形性股関節症と一緒ですね.

　X線でも変形性股関節症と同様に, 軟骨のすり減りから始まり, 骨棘, 骨硬化, 関節裂隙の狭小化がみられます (**図9-1**). ポイントは, 内側に負荷がかかりやすいため, 内側優位に生じやすいということ. このため, **O脚**（**内反膝**）となり, 外側へ突出するような形となるのが特徴です (**図9-2**).

Amasawa's Advice

 中高年の膝の痛み → 変形性膝関節症をまず考えよう！

　治療も, 変形性股関節症と同様に, **保存療法**もしくは**手術療法**（人工関節置換術など）です. 保存療法は具体的にいうと, 肥満に対してのダイエット, リハビリテーションとしての大腿四頭筋訓練（膝伸展運動）, 痛みのコント

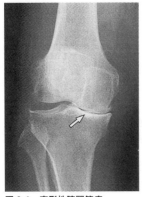

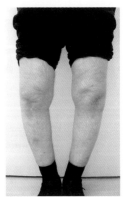

図 9-1　変形性膝関節症
（104E57）

図 9-2　O 脚（104E57）

ロール目的の鎮痛薬（NSAIDs など），足のバランスを取り戻すための足底板
やサポーターが代表的です．

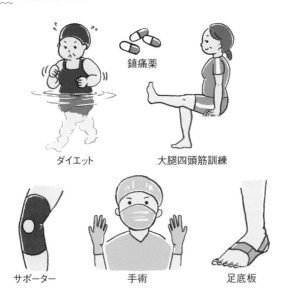

鎮痛薬

ダイエット

大腿四頭筋訓練

サポーター

手術

足底板

◆偽痛風（膝）は不明熱の原因になる

ピロリン酸カルシウムという物質が膝関節内に沈着し，症状をきたした状態を偽痛風といいます．ピロリン酸カルシウムは全身のいたるところに沈着しますが，国試では膝の出題が多いです．

中高年の不明熱をみたら，必ず鑑別に入れましょう．膝痛があまり目立たず，発熱が主訴となるため，見逃されがちです．

この疾患で確実におさえておきたいのは，特徴的なX線所見です．通常は画像よりも病歴優先ですが，特徴的な病歴・身体所見の乏しい偽痛風においては，X線での診断が優先されます．百聞は一見にしかずなので，実際にみてみましょう．通常はなにもないはずの関節内（半月板）に**石灰化**があるのがわかりますね（**図9-3**）．これを目に焼きつけておきましょう！

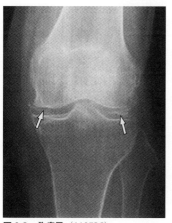

図9-3　偽痛風（110F26）

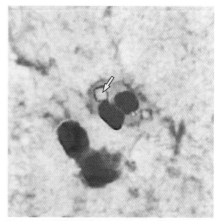

図9-4　好中球に貪食されたピロリン酸カルシウム（110F26）

確定診断のためには，関節穿刺を行い，偏光顕微鏡というちょっと特殊な顕微鏡を使って，ピロリン酸カルシウムがあることを確認します（**図9-4**）．治療はNSAIDsが有効です．

～特発性骨壊死（SONK）～

　股関節の大腿骨頭壊死症と同様の機序で，血流障害によって骨壊死をきたすものは膝にもあり，**特発性骨壊死**（SONK）と呼ばれます．Ｘ線所見も股関節と同様で，帯状硬化や骨の扁平化がみられ，やはり変形性膝関節症に移行することが問題となります（**図9-5**）．

　国試では「**中高年の夜間痛**」というのがキーワードとなって出題されたこともあるので，一応頭の片隅にでも置いておいてください．

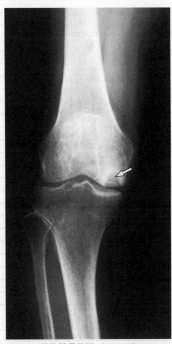

図 9-5　特発性骨壊死（104I59）

膝（中高年）

変形性膝関節症

好発	中高年
原因	加齢性変化 各膝関節疾患
増悪因子	肥満，大腿四頭筋の衰え
症状	膝痛，可動域制限
合併症	O 脚（内反膝）
X 線	骨棘，骨硬化 関節裂隙の狭小化（内側優位）
治療	保存療法（ダイエット，大腿四頭筋訓練，NSAIDs，足底板など） 手術（骨切り術，人工股関節置換術）
備考	疼痛は運動時に増悪する X 脚（外反膝）は関節リウマチでみられる

偽痛風 （膝）

好発	中高年
症状	発熱，膝痛
検査	X 線で関節内（半月板）の石灰化 偏光顕微鏡でピロリン酸カルシウム
治療	NSAIDs

解いてみた
膝（中高年）

変形性膝関節症にみられやすいのはどれか．**2つ選べ．**

a 骨棘

b 軟骨病変

c 外反膝

d 関節液の混濁

e 半月板への石灰沈着

思考のプロセス

　変形性膝関節症では，変形性股関節症と同様に，軟骨のすり減りから始まり，骨棘，骨硬化，関節裂隙の狭小化がみられるのでしたね．よって，aとbが正解．

　他の選択肢もみてみましょう．cの外反膝はX脚ともいわれ，**関節リウマチ**を疑う所見となります．変形性膝関節症では内反膝でO脚でしたね．dの関節液の混濁があれば，**炎症性疾患**を疑います．eは偽痛風の所見です．

68歳の女性．右膝関節の運動痛を主訴に来院した．3か月前から膝関節痛および屈曲制限がある．関節穿刺によって黄色透明で粘稠度の低い関節液を認めた．また，血液所見では異常を認めなかった．

治療として**適切でないもの**はどれか．

a 肥満の是正

b NSAIDs

c 階段昇降訓練

d 杖の使用

e 足底板装具

f 人工関節置換術

思考のプロセス

「中高年の膝の痛み」ですから，変形性膝関節症をまず考えます．慢性経過であり，運動時に増悪することも合致しますね．関節穿刺も行われていますが，炎症性疾患を示唆するような所見はありませんし，血液検査も問題ないようです．実際にはX線でも評価をしますが，変形性膝関節症の診断でよいでしょう．

治療については，保存療法と手術療法の2つに大きく分けられます．この中で不適切なものとしては，cが正解．大腿四頭筋の訓練はリハビリとして必要ですが，膝を無理に酷使するのは悪化するだけです．筋肉だけを鍛える他のやり方（椅子に座りながら足の伸展を繰り返すなど）が望ましい．

ちなみに，関節液の“黄色透明”というところが気になった人もいるかもしれませんので，関節液の読み方を解説しておきます．**正常は透明**ですが，**変形性膝関節症では軽い炎症があるので，少し黄色がかったような色になることが多いです．関節液が混濁していれば関節リウマチや偽痛風などの炎症性疾患，膿性ならば化膿性関節炎，血性ならば骨折**を考えていくというのが王道です．参考にしてください．

84歳の男性．左膝の痛みと発熱とを主訴に来院した．一昨日に日帰りのバス旅行に参加した．昨日から左膝の痛みと39℃の発熱とが出現した．本日は痛みのため歩行が困難になり受診した．体温37.7℃．脈拍84/分，整．血圧148/82 mmHg．呼吸数14/分．左膝に腫脹，熱感および圧痛を認める．血液所見：赤血球405万，Hb 13.0 g/dL，Ht 41%，白血球9,200，血小板32万．血液生化学所見：尿素窒素19 mg/dL，クレアチニン0.9 mg/dL，尿酸5.5 mg/dL，AST 28 IU/L，ALT 26 IU/L，LD 258 IU/L（基準176〜353），Na 140 mEq/L，K 4.5 mEq/L，Cl 104 mEq/L．CRP 8.7 mg/dL．左膝関節X線写真を次に示す．関節穿刺液中に認められる結晶はどれか．

a　尿酸ナトリウム
b　リン酸カルシウム
c　シュウ酸カルシウム
d　ピロリン酸カルシウム
e　ハイドロキシアパタイト

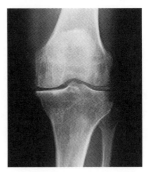

<hr />

思考のプロセス

　高齢者の膝痛と発熱ですね．実際の臨床では，**発熱を伴う関節痛をみたら，最も見逃してはいけない化膿性関節炎から考えるのが定石**です．炎症所見もありますし，十分に考慮される状況です．しかし，X線をみてみると，関節内（半月板）に石灰沈着がありますね．よって，偽痛風が最も考えられます．dが正解．

　他の選択肢もみてみましょう．aは**痛風や尿路結石**，bおよびcは**尿路結石**，eは正常の骨に含まれる成分として知られています．他に体内にできる結石としては，炭酸カルシウム結石といえば**耳石**，コレステロール結石といえば**胆石**，ビリルビン結石（黒色石）といえば**肝内結石**があります．合わせて覚えてしまいましょう．

10 膝（若年者）

身体所見をスッキリまとめよう！

　続いて，外傷で生じる膝の疾患をみていきましょう．中高年でも起こらないわけではありませんが，アクティビティが高く，無茶をしがちな若年者に多くみられます．特にスポーツの習慣があるかどうかは重要な情報となるので，しっかり問診すべきです．

　膝の内部構造は複雑で一見難しく感じるかもしれませんが，基本的な解剖学的構造とそれに合わせた身体所見をイメージできれば，記憶の定着が確かなものになるでしょう．

◆時代に合わせた考え方を身につけよう！

　実臨床の話をすると，膝の外傷エピソードがあれば，まずは骨折を疑ってX線を施行します．明らかな骨折がなければ，X線ではわからない骨折 or 内部構造の異常を見つけるために MRI へ行きます．内部構造の異常とは具体的になにかというと，**半月板** or **靭帯の損傷**です．

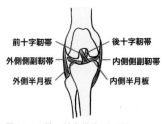

図 10-1　膝の基本構造（正面）

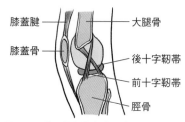

図 10-2　膝の基本構造（側面）

　膝は二足歩行をする人間にとって，自由な動きを可能にする＆負荷を軽減

するために，複雑な構造をとっています．特に靭帯についてはたくさん張り巡らされていますが，どの靭帯が損傷していれば手術適応なのか？というのが，整形外科医にとって関心のあるところです．

　MRIがまだ発達していなかった時代は，どの靭帯が損傷しているかを身体所見で見出すというのが整形外科医のお家芸でした．だからこそ，過去の国試では膝の身体所見の出題が重視されていましたし，今でもその名残りとして残っています．しかし，現在はMRIで詳細な評価が可能となりました．身体所見は今でもとても有用なのは間違いないのですが，今後の国試では身体所見よりも画像が重視される可能性があります．

　ただ，画像を一夜漬けで読めるようになるのはまず不可能です．MRIはX線よりもさらにハードルが高くなります．そこで，本書では解剖学的構造の理解，それに対応する身体所見，手術の必要性の3つを重視し，画像は臨床的意義の高いものだけをpick upしたいと思います．

〜膝蓋跳動とは？〜

　これから，身体所見がたくさん出てきますが，膝の内部構造が障害されたかどうか？をざっくりみるための簡便な身体所見に，**膝蓋跳動**というものがあります（図10-3）．膝の内部構造が障害されると水や血が関節内に溜まります．これを**関節水腫**ないし**関節血症**といいますが，膝蓋骨よりも上に溜まりやすいスペースがあることが知られています．

　それを踏まえたうえで膝蓋跳動のとり方をご紹介しましょう．片手を膝蓋骨の真上に置いたまま，もう片方の手で頭側から足側に向かって溜まっている液体を押し出す動作をします．もし液体が溜まっていれば，膝蓋骨が浮遊感を持つ感覚を覚えるはずです．ときにはコツコツという音が出ることも．

　この疾患である！という特異性には乏しい所見ですが，画像なしでも簡便に**膝の内部構造の障害があることを疑うことができ**，非専門医にもオススメです．

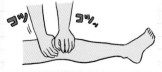

図 10-3　膝蓋跳動

◆前十字靱帯損傷は最も重症度が高い

　スポーツ系の部活（特にバスケやラグビー）をやっている人には，お馴染みかもしれません．ACL[1] 損傷と略していわれます．他の靱帯，半月板，骨も同時に損傷していることが多いです（**図 10-4, 10-5, 10-6**）．

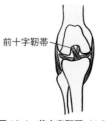

前十字靱帯

図 10-4　前十字靱帯（ACL）

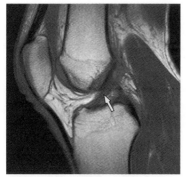

図 10-5　正常の ACL（102I53）

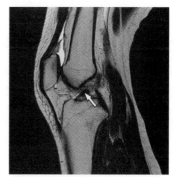

図 10-6　ACL 損傷（110A5）

　身体所見としては，**前方引き出しテスト**が有用です（**図 10-7**）．ACL は下腿の前方移動を制御しているので，このリミッターが外れてしまい，過度な前方運動がみられるようになります．

---

[1] ACL：anterior cruciate ligament

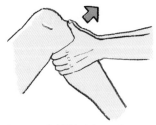

図 10-7　前方引き出しテスト

　ちなみにですが，ほんのちょっと曲げた状態（20°くらい）で前方への引き
出し具合をみるのを **Lachman テスト**（ラックマン）といいます．こちらの方が，精度が
高いといわれており，整形外科医はこっちを使うことが多いです．

　ACL 損傷は原則，**手術**が必要です．スポーツへの復帰は，リハビリテー
ションを合わせて 1 年程度を見込みます．

◆後十字靭帯損傷は稀である

　PCL[1] 損傷と略されます（**図 10-8**）．覚えておいて欲しいのは，スポーツ外
傷だけでなく，**交通事故**で生じることも多いということです．**図 10-9** のよ
うな機序から，dashboard injury ともいわれます．

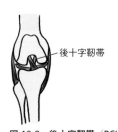

後十字靭帯

図 10-8　後十字靭帯（PCL）

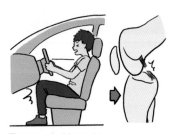

図 10-9　dashboard injury

---

[1] PCL：posterior cruciate ligament

身体所見としては，**後方引き出しテスト**が有用です（**図 10-10**）．PCL は下腿の後方移動を制御しているので，このリミッターが外れてしまい，過度な後方運動がみられるようになります．ACL 損傷と逆ですね．

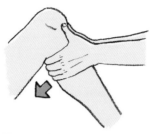

図 10-10　後方引き出しテスト

ただ，ACL ほど日常生活には影響しないので，トップレベルのスポーツ選手などを除けば，通常は**保存療法**（**装具など**）となります．

◆内側側副靱帯損傷は最も頻度が高い

MCL 損傷と略されます（**図 10-11**）．歩くときに膝がグラグラ左右に曲がらないように支えているのが，左右にある靱帯です．MCL が損傷すると外反したときに動揺するようになります（**図 10-12**）．これをそのまま身体所見に応用したものを，**外反ストレステスト**といいます．

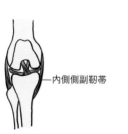

—内側側副靱帯

図 10-11　内側側副靱帯（MCL）

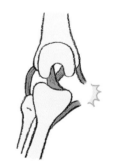

図 10-12　内側側副靱帯損傷

基本的には自然治癒が見込めるので，**保存療法**で OK．ちなみにですが，外側側副靭帯の損傷は稀です．外側側副靭帯は内反すると動揺するようになり，これを応用した身体所見を内反ストレステストといいます．ACL と PCL の関係同様，MCL と逆！と覚えればよいので，わざわざ個別に覚える必要はありませんね．

◆半月板損傷は臨床症状の有無が重要である

　膝関節において，半月板はクッションの役割を担っています（**図 10-13**）．ここが障害されると，痛みや引っかかり感を自覚するといわれていますが，実際には無症状であることも少なくありません．というのは，MRI で関節内のことがよくみえるようになってからというもの，半月板損傷≠症状を起こす，ということがわかったためです（**図 10-14**）．

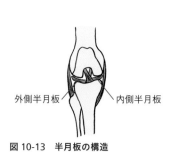

外側半月板　　　内側半月板

図 10-13　半月板の構造

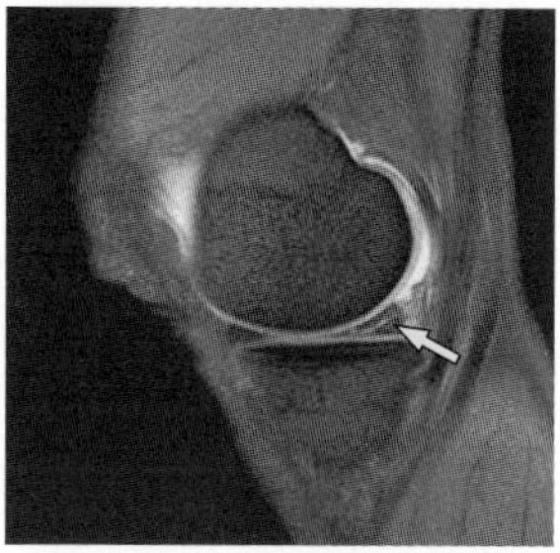

図 10-14　半月板損傷（102I53）

　半月板損傷の身体所見としては，**McMurray テスト**が有用です（**図 10-15**）．やり方としては，膝をできるだけ曲げた状態から徐々に伸ばしていき，この途中で内旋もしくは外旋を加えることで，痛みが誘発されるかどうかをみるものです．Advanced ですが，外旋で痛くなれば内側半月板，内旋で痛くなれば外側半月板の損傷を疑うことができます．

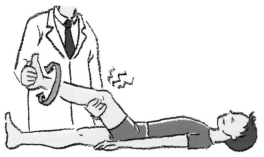

図 10-15　McMurray テスト

先程もいいましたが，無症状でも損傷していることがあるため，基本的には**保存療法**で OK．ただし，症状が強いときには**手術**を考慮します．このあたりは患者さんとの相談次第ですね．ちなみにですが，膝の手術は関節鏡で行うのが現在の主流です（**図 6-2**）．関節鏡は直接病変をみることができるので，最終診断の役割も担っています．

◆押すか引くかで損傷部位がわかる！（Advanced）

　ここは，もはや趣味の領域としてください（笑）．飛ばしても構いません．これまでにあげた身体所見はほんの一例であり，膝のどこの障害なのか？をみる身体所見は他にもいろいろとあります．これまでの身体所見はすべて仰臥位で行うものでしたが，**腹臥位（うつ伏せ）**で行う **Apley テスト**というものを，1 つ紹介しておきます．

　膝を 90°に立てた状態からスタートします．ここから，押して痛みが出れば半月板損傷，引いて痛みが出れば靭帯損傷を疑います（**図 10-16, 10-17**）．前者を Apley compression テスト，後者を Apley distraction テストといいます．手技の内容そのものが名称となっているのがわかりやすくて，個人的には好きです．

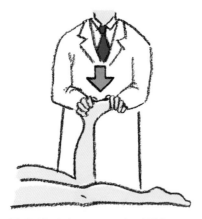

図 10-16　Apley compression テスト

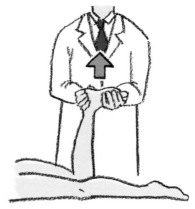

図 10-17　Apley distraction テスト

本章は少し覚えることが多かったかもしれません．前十字靭帯（ACL）-後十字靭帯（PCL），内側側副靭帯（MCL）-外側側副靭帯（LCL），半月板の3つにカテゴライズして，それぞれの解剖学的位置，身体所見，手術の必要性をしっかり頭の中で整理しておいてください．

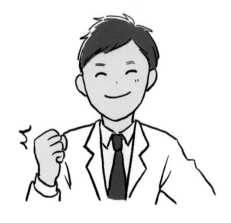

膝（若年者）

前十字靭帯（ACL）損傷

原因	スポーツ外傷
症状	膝の痛み，膝の引っかかり感，可動域制限
合併症	半月板損傷，他の靭帯損傷
身体所見	前方引き出しテスト Lachman テスト
検査	MRI
治療	手術 保存療法
備考	リハビリには 1 年程度かかる

後十字靭帯（PCL）損傷

原因	スポーツ外傷 交通事故（dashboard injury）
症状	膝の痛み，膝の引っかかり感，可動域制限
身体所見	後方引き出しテスト
検査	MRI
治療	保存療法 手術

内側側副靱帯（MCL）損傷

原因	スポーツ外傷
症状	膝の痛み，外反時の動揺性
身体所見	外反ストレステスト
検査	MRI
治療	保存療法 手術
備考	膝の靱帯損傷で最も多い 外側側副靱帯損傷では**内反ストレステスト**が陽性となる

半月板損傷

原因	スポーツ外傷，変性
症状	膝の痛み，膝の引っかかり感，可動域制限
身体所見	McMurray テスト Apley compression テスト
検査	MRI
治療	保存療法 手術
備考	症状の有無が重要である

解いてみた
膝（若年者）

105D59 改変

前十字靱帯（ACL）はどれか.

a
b
c
d
e
f

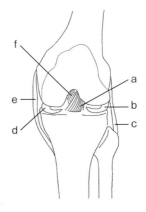

思考のプロセス

　まずは，サクッと解剖学的な問題を解いていきましょう．a は前十字靱帯，b は外側半月板（腓骨のある方が外側です），c は外側側副靱帯，d は内側半月板，e は内側側副靱帯，f は後十字靱帯です．よって，a が正解．

　前にあるのが前十字靱帯です．当たり前な気がしますが，国試本番で焦っているときは案外間違えやすいかも……．

　ちなみに，この膝関節は「左膝」です．本文の図で呈示したのは「右膝」ですので，左右に気をつけてください．腓骨のある方で判断するとよいです．

スポーツが原因と**なりにくい**のはどれか.

a 疲労骨折

b 半月板損傷

c 離断性骨軟骨炎

d 大腿骨頭すべり症

e 膝前十字靱帯損傷

思考のプロセス

　1つずつみていきましょう. a はいいですね. 疲労骨折はスポーツのしすぎで起こる骨折でした. 忘れていた人は第1章を CHECK！ b や e もいいですね. 膝のスポーツ外傷といえば, これらが代表的です. c は別名, 野球肘ともいわれるものですね. 余談ですが, **下肢に負担がかかるスポーツでは膝や足などにも離断性骨軟骨炎を生じることがあります**. d は小学校高学年～高校生の男児に好発する股関節疾患であり, 急激な体重増加がリスクでした. よって, d が正解.

13歳の男子. 左膝痛を主訴に来院した. 8歳時から週3回サッカーをやっている. 左膝には中等度の水腫を認め, 疼痛を訴えている

考えられるのはどれか. **2つ選べ.**

a　Osgood-Schlatter 病

b　半月板障害

c　靱帯損傷

d　特発性骨壊死症

e　変形性膝関節症

思考のプロセス

　若年者の膝痛です. スポーツの習慣がありますので, 骨折 or 内部構造の異常を考えていきます. 骨折は選択肢にないため, b, c が正解.

　他の選択肢もみてみましょう. a の Osgood-Schlatter 病は初出ですが, 膝蓋腱の繰り返す負荷によって脛骨粗面(脛骨の前)が突出してしまい, 思春期に膝の痛みを生じる疾患です. 骨の変化であって関節ではないので, 関節水腫はきたしません. d は第9章のコラムで扱いましたが, **中高年の夜間痛**がキーワードになる疾患であり, この年齢では考えません. e も中高年に生じる疾患ですね.

　繰り返しになりますが, 年齢は非常に重要なファクターです. a が初見でちょっと難しかったかもしれませんが, 素直に b と c を選んでくれれば OK です.

110A5

3週前にバスケットボールで着地した際に左膝を捻って受傷した21歳の男性の連続した左膝関節部 MRI の T2 強調矢状断像（A，B）を別に示す.

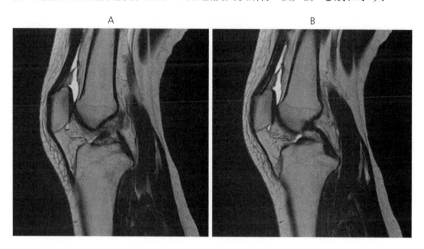

最も疑われるのはどれか.

a 脛骨骨挫傷

b 膝蓋腱断裂

c 後十字靱帯断裂

d 前十字靱帯断裂

e Osgood-Schlatter 病

思考のプロセス

　若年者の膝痛です．スポーツの習慣がありますので，骨折 or 内部構造の異常を考えていきます．病歴だけでは難しそうなので画像をみてみると，ACL が断裂しているのがわかりますね．よって，d が正解.

　ちなみに，画像（B）でしっかりみえている黒いものが PCL です（後ろにありますね）．他の選択肢についてはみなくて OK. **画像で解かせる問題では，画像が典型的なことがほとんどなので，**難しいことは考えないのが◎です．あえて厳しく言うなら，c との区別は画像でつけて欲しいですが，a，b，e まで読み切るのは確実にオーバーワークです.

次の選択肢のうち，**誤っているもの**はどれか．

a 半月板損傷では膝を動かしているうちに伸展できるようになる．

b 半月板損傷には McMurray test や Apley test が有用である．

c 膝の靭帯損傷で最も頻度が高いのは内側側副靭帯損傷である．

d ACL 損傷では前方に動揺性を認める．

e 半月板損傷や PCL 損傷には手術が原則適応である．

思考のプロセス

　1つずつみていきましょう．**a**はちょっと難しいかも．一旦パスしましょう．**b**はいいですね．半月板損傷の身体所見といえば，McMurray テストと Apley テスト（特に Apley compression テスト）が有用です．**c**も正しい．**膝の靭帯損傷で最も頻度が高いのは内側側副靭帯，最も重症度が高いのは前十字靭帯です**．**d**もいいですね．ACL 損傷では前方引き出しテストが陽性になるのが特徴であり，これは前方への動揺性をみています．**e** が違いますね．半月板損傷は患者さんの症状に合わせて，PCL 損傷は保存療法が原則となります．よって，**e** が正解．

　a に補足ですが，**半月板損傷では動かしていれば次第に伸展できるようになってくるという特徴があります**．逆に，靭帯損傷ではそのようなことはないので，半月板損傷と靭帯損傷の鑑別の一助となります．ただし，患者さんが膝を痛がっているのに何度も動かしてもらうのは理に適っていないので，身体所見としては使わないでください．

109E29

膝関節の徒手検査手技を別に示す.

診断する病変部位はどれか.

a 内側側副靱帯

b 外側側副靱帯

c 前十字靱帯

d 半月板

e 膝蓋腱

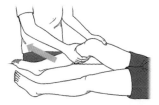

矢印は検者が右手で力を入れる方向を示す.

思考のプロセス

　膝をほんのちょっと曲げながら，前方への引き出しを行っていますね．これが Lachman テストです．よって，c が正解.

　他の選択肢についても，どんな身体所見を用いるべきかは言えるようになっておきましょう．a は外反ストレステスト，b は内反ストレステスト，d は McMurray テストや Apley compression テスト，e は特異的なものはありません.

　ちなみにですが，出題される問題のほとんどが ACL 損傷ということにお気づきでしょうか？　これにはちゃんと理由があります．他の疾患は仮に見逃したとしても基本的に保存療法になるので，自然に治っていく可能性が高いです．しかし，手術適応となる ACL 損傷の見逃しは許されません．これを逆手に取れば，**若年者の膝痛で答えに迷ったときは ACL 損傷の選択肢を選んでおくのが無難**といえます．テクニックとして知っておいてください.

11 感染症

整形外科領域の敵といえば

感染症

整形領域の感染症といえば,「骨」と「関節」の2つを考えましょう.いずれも無菌エリアで感染しにくい場所ですが,一度生じると難治性になって非常に厄介です.また,これらの感染症に対しては,**抗菌薬の治療期間を長くする必要がある**ので,臨床的にも非常に重要視するところです.

◆整形外科の感染症はなにかと難しい！

「骨」や「関節」は身体の深部にあります.そのため,傷口から直接感染することもなくはないですが,**血流感染**を原因とすることが多いです.つまり,菌血症ですね.

原因菌を特定するために**血液培養**が必須です.ですが,整形外科領域では,**黄色ブドウ球菌**が原因菌となることが圧倒的に多く,初期対応はこれをターゲットとした抗菌薬を選択します.

Amasawa's Advice

整形領域領域の感染症 → 原因菌はまず黄色ブドウ球菌を考えよう！

さて,黄色ブドウ球菌の菌血症といえば,他になにかやることはありませんか？ そう……**心エコー**です.なぜなら,黄色ブドウ球菌の菌血症をきたしているということは,感染性心内膜炎 (IE) の合併を考えなくてはいけないからです.ここまでしっかりマネージメントすることが求められます.研

修医になってからも役立つ知識なので，ぜひとも覚えておいてください.

　実際に整形外科領域の感染症を診断することはなかなか難しいですが，発熱に加えて，骨・関節の局所的な痛みがあれば疑います．臨床ではまず，**X線で骨が壊れていないか**？を観察することから始まります．しかしこれは，1〜2週間後と感染から少し時間が経たないとみられない所見です．なので，早期発見という意味では難しいのです．早期発見するためにはなにが必要かというと，**MRI**です．造影剤を併用すれば，膿瘍の有無もわかるようになります．膿瘍があれば抗菌薬だけでなく，切開排膿の適応にもなるため，高度の腎機能障害があるなどの特別な理由がない限りは，**造影 MRI** を施行しましょう.

◆急性骨髄炎は代表的疾患をおさえる

　まずは「骨」の感染症からみていきましょう．大事なので繰り返しますが，発熱や局所的な痛みから疑い，X線やMRIで診断し，黄色ブドウ球菌をターゲットとした抗菌薬（＋切開排膿）で初期対応する，というのが一連の流れとなります．もちろん，菌血症の可能性を考えて血液培養も絶対に外せませんし，菌血症であれば心エコーでIEの合併がないかを検索します．

　急性骨髄炎は全身のどの骨にも起こりえますが，代表的なものとして，「化膿性脊椎炎」をおさえておくとよいでしょう．研修医になって一度は出会うであろうpitfall疾患の1つです．今では認知度が上がったため正診率が上がってきていますが，昔は不明熱の原因とされ，骨が壊れてから気づく……ということも稀ではありませんでした．ただし，発熱，腰痛から尿路感染症（腎盂腎炎）とゴミ箱診断されてしまうことは，いまだに見かけます．

　画像を確認してみましょう（**図11-1**）．これは造影MRIですが，白くなっているところが病変です．これ1枚でみる限りは，膿瘍を示すring enhancementはなさそうです．
　ちなみにですが，化膿性脊椎炎は**2椎体病変が多い**といわれています．画像を読むときのヒントとして知っておくとよいでしょう．

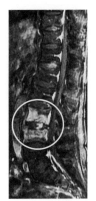

図11-1　脊椎炎（109B53）

〜脊椎カリエス〜

　結核によって生じた脊椎炎を**脊椎カリエス**といいます．化膿性脊椎炎との違いがよく問われますが，**慢性発症，炎症反応に乏しい，3 椎体以上に病変が及ぶ**の 3 つをおさえておけば OK．化膿性（細菌性）では急性発症，炎症反応上昇，2 椎体病変ですからね．

　教科書を開いてみると，脊椎カリエスには冷膿瘍や亀背なども載っています．しかし，これらは上記の知識と合わせると導くことができるので，わざわざ覚える必要はありません．冷めている（炎症反応が乏しい）けど膿瘍を形成している状態が冷膿瘍です．本来，炎症が乏しいなら膿瘍は形成しませんから，結核の特徴として有名になったものです．亀背は骨が壊れて胸椎の後弯が強くなった状態を指します．結核は胸椎に好発しやすく，ここの骨が 3 椎体以上壊れたらそりゃ曲がるよね……と想像に難くありません．ただ単に丸暗記するより，理屈で覚えた方がわかりやすいですよね？

◆慢性骨髄炎は 2 通りの成り立ちがある

　慢性骨髄炎は，急性骨髄炎が遷延したことによって生じます．端的にいえば，治療がうまくいかず，**治らなかった状態**です．うまくいかなかった理由としては，治療介入が遅れた，薬のアドヒアランスが悪い，元々の免疫状態が悪いなど，さまざまな理由が複合します．

　症状は「急性」ほど目立ちませんが，感染を繰り返して，骨が徐々に破壊されていきます．

　ちなみにですが，急性骨髄炎を経ず，最初から慢性骨髄炎として生じるものもあります．これを **Brodie 膿瘍**といいます．

◆化膿性関節炎にはとにかく関節穿刺を！

　続いて，「関節」の感染症をみていきます．発熱や局所的な痛みから疑い，
X線やMRIを施行し，黄色ブドウ球菌をターゲットとした抗菌薬（＋切開排
膿）で初期対応する，という一連の流れは「骨」の感染症と同じです．しか
し，診断方法が大きく異なります！

　「骨」の感染症ではMRIが主役でしたね．「関節」の感染症でもMRIは有
用なのですが，少し重要度は下がります．ご存知のとおり，「関節炎」の鑑
別は膠原病をはじめとして多岐にわたります．画像では関節炎の有無はわか
りますが，それが感染によるものかどうかの判断はつきません．そのため，
診断には**関節穿刺**が必須です．

Amasawa's Advice

　化膿性関節炎を疑ったら，関節穿刺するしかない！

　関節穿刺で関節液を引いたら，見た目をよく観察しましょう．通常は透
明〜淡黄色ですが，炎症が起こるとドロドロと混濁してきます（**図11-2**）．
検査に出して，**白血球の著増**（≧20,000/mm³）があれば化膿性で間違いなし
です．

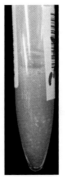

**図11-2　関節液
の混濁**（107G46）

～骨折にも役立つ関節液～

実は，関節穿刺は**骨折の診断**にも使えます．関節の中まで達する骨折であれば，関節内に出血します．これを関節血症と言いますが，これを採ってみると，血の中にキラキラしているものが混じってみえます（**図11-3**）．このキラキラはなにかというと，**脂肪滴**をみています．骨髄の中にある脂肪成分が漏れ出たものであり，骨折を確信できる所見です．X線でハッキリしない骨折も少なくない中，関節穿刺で骨折を診断できたら……オシャレ．

— 脂肪成分が混じる

図 11-3　関節血症

◆乳児化膿性股関節炎は急性骨髄炎から波及する（Advanced）

稀ですが，「骨」から「関節」に炎症波及するパターンもあります．特に，まだ骨端まで終動脈が残っている**乳児**（**1歳未満**）に多いです．乳児は「股関節が痛いよ～」とは言ってくれないので，

「オムツを交換するたびにいつも啼泣する」
「股関節を片方だけ全然動かさない」

という親からの情報が頼りです．
放置すると成長に悪影響を及ぼすため，早期発見＆早期治療が重要です．

感染症

急性骨髄炎

原因菌	黄色ブドウ球菌
症状	発熱，局所の疼痛・腫脹
合併症	慢性骨髄炎，乳児化膿性股関節炎
検査	血液検査で炎症所見（CRP↑，WBC↑，赤沈↑） X線で骨破壊 MRI（＋造影）で異常信号（＋膿瘍形成）
治療	抗菌薬，切開排膿
備考	**血液培養や心エコーも忘れずに！** 化膿性脊椎炎は2椎体病変が多い

慢性骨髄炎

原因	急性骨髄炎
原因菌	**黄色ブドウ球菌**
症状	**急性骨髄炎よりも軽い** （※無症状のことも少なくない）
検査	**X線で骨破壊** MRI（＋造影）で異常信号（＋膿瘍形成）
治療	抗菌薬，病巣搔爬，骨移植
備考	急性期がないものをBrodie膿瘍という

化膿性関節炎

原因菌	黄色ブドウ球菌
症状	発熱，局所の疼痛・腫脹
検査	血液検査で炎症所見（CRP↑，WBC↑，赤沈↑） X線で関節破壊 MRI（＋造影）で異常信号（＋膿瘍形成） **関節穿刺で混濁・白血球増多**
治療	抗菌薬，切開排膿

乳児化膿性股関節炎

原因	急性骨髄炎
原因菌	黄色ブドウ球菌
症状	**発熱** **オムツの交換時にいつも啼泣する** **患部を動かそうとしない**（仮性麻痺）
検査	X線で関節破壊 MRI（＋造影）で異常信号（＋膿瘍形成）
治療	抗菌薬，切開排膿

解いてみた
感染症

急性化膿性骨髄炎について**誤っている**のはどれか.

a　起因菌はグラム陽性球菌が多い.

b　長管骨の骨幹部に好発する.

c　血行性感染が多い.

d　血液培養は必須である.

e　単純 MRI よりも造影 MRI での精査が望ましい.

思考のプロセス

　1つずつみていきましょう. a はいいですね. 整形外科領域の感染症といえば, 黄色ブドウ球菌をまず考えるべきであり, これはグラム陽性球菌の1つです. b は一旦パス. c と d はいいですね. 血液培養で黄色ブドウ球菌が検出されれば, 心エコーも必須であることをお忘れなく. e も正しい. 単純MRI でもわかりますが, 膿瘍の有無は治療方針に大きく関わってくるので, 可能ならば造影 MRI が望ましいです. よって, 残った b が誤っているものとして正解.

　ちなみにですが, **長管骨においては, 成人で骨幹端, 小児で骨端が好発部位**となります. 余裕があれば覚えておいてください.

106D29 難問

42 歳の女性．7 か月前から持続する全身倦怠感と腰背部痛とを主訴に来院した．体温 36.1℃．脊椎の後屈制限と棘突起の叩打痛とを認める．血液所見：赤血球 410 万, Hb 12.0 g/dL, Ht 35%, 白血球 6,100, 血小板 15 万．CRP 0.3 mg/dL．胸腰椎単純 CT（A）と胸腰椎 MRI の T2 強調矢状断像（B）とを次に示す．生検組織で乾酪壊死を伴う肉芽腫を認める．

治療薬として適切なのはどれか．

a　抗真菌薬
b　抗結核薬
c　抗悪性腫瘍薬
d　骨吸収抑制薬
e　非ステロイド性抗炎症薬〈NSAIDs〉

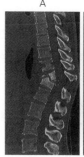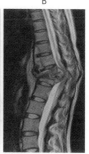

A　　　　B

―――――――――――――――― 思考のプロセス ――――――――――――――――

　画像が派手なので，画像に目を奪われてしまいそうですが，**どんなときもしっかり病歴からみる癖をつけましょう**．

　慢性の経過であり，炎症反応に乏しいですね．すでに生検が行われており，"乾酪壊死"を認めているということです．「乾酪壊死」とくれば結核を示唆するキーワードです．というわけで，脊椎カリエスですね．そう考えれば，すべての所見が説明可能です．画像を深く読めずとも，なんら問題ありません．破壊されていることがわかれば十分です．よって，b が正解．

Brodie 膿瘍について正しいのはどれか.

a　急性骨髄炎から移行する.

b　結核が原因菌として最も多い.

c　成人では四肢長管骨の骨幹端に好発する.

d　抗菌薬が著効する.

e　ドレナージは適応とならない.

思考のプロセス

　まず前提として,「Brodie 膿瘍とは慢性骨髄炎のことである」とわかることが重要です.

　そのうえで, 1 つずつみていきましょう. a は違いますね. Brodie 膿瘍は, 急性骨髄炎を経ずに, 最初から慢性骨髄炎として生じるものをいいます. b も違います. 整形外科領域の感染症といえば黄色ブドウ球菌が最多です. c が正解. 前々問でも少し触れましたね. 成人では長管骨の骨幹端に好発します. d は間違い. 整形外科領域の感染症は難治性となりやすく, "著効" はほとんどありません. e は適応となりますね. 特に膿瘍形成があれば, ドレナージや切開排膿の積極的な適応となります.

61歳の女性．右膝関節の激痛と腫脹とを主訴に来院した．境界型糖尿病の既往歴がある．2年前から変形性膝関節症の保存的治療を受けている．関節内注射を受けた後から，徐々に疼痛の増加と腫脹とが出現した．体温38.8℃．右膝関節に腫脹，熱感および膝蓋跳動を認める．関節穿刺液所見：低粘稠，混濁，白血球 70,000，糖 25 mg/dL，尿酸塩（－），ピロリン酸カルシウム結晶（－）．血液所見：赤血球 375 万，Hb 11.2 g/dL，白血球 12,000，血小板 37 万．血清生化学所見：血糖 140 mg/dL，総蛋白 6.4 g/dL，アルブミン 3.2 g/dL．免疫学所見：CRP 7.4 mg/dL，リウマトイド因子陰性．
対応として適切なのはどれか．**2つ選べ．**

a　関節の持続洗浄
b　抗菌薬の全身投与
c　人工膝関節全置換術
d　大腿四頭筋強化運動
e　膝関節可動域拡大訓練

11
感染症

思考のプロセス

　中高年の膝の痛みです．変形性膝関節症の既往があるので，まずはこの増悪を疑いますが，発熱しているので，これだけでは説明ができません．次に偽痛風を考えますが，ピロリン酸カルシウム（－）ということなので，これも否定的です．

　発熱を伴う関節痛とくれば，どこの関節にも生じうる化膿性関節炎も外せません．関節液は混濁していて，白血球も 20,000/mm³ を余裕で超えています．化膿性関節炎に典型的ですね．よって，a と b が正解．

　他の選択肢もみてみましょう．c は禁忌．**感染症があるときに人工物を入れることは NG** です．d は変形性膝関節症の治療ですね．e は化膿性関節炎に無効であるのはもちろん，変形性膝関節症にも悪影響を与えてしまう可能性があります．

3か月の乳児. 2日前から微熱およびオムツを交換すると啼泣することに気付き来院した. 左股関節の可動域制限が認められる.

この疾患について正しいのはどれか. **3つ選べ.**

a 大腸菌が最も多い起因菌となる.

b 患肢を活発に動かす.

c 骨髄炎から波及することがある.

d 進行例では関節変形を起こす.

e 治療として抗菌薬を使用する.

思考のプロセス

「オムツの交換時に啼泣する」といえば, 乳児化膿性関節炎をまず考えるべきキーワードです. 発熱や可動域制限を起こしていることも合致します.

1つずつみていきましょう. a は違いますね. 整形外科領域の感染症といえば……もうお馴染み, 黄色ブドウ球菌ですね. b も違います. 患肢を動かそうとしなくなるのでした. これを仮性麻痺といったりもします. よって, 残った c, d, e が正解. c, d, e の内容についても, 一応目を通しておいてくださいね.

12 骨腫瘍

原発性は稀である

　本章は流し読みしてもらってかまいません．というのも，骨腫瘍の鑑別は専門医でも難しく，一朝一夕では決して身につかないためです．

　ただ，全く捨て去るというのも不安でしょうから，**基本となる考え方と大まかな鑑別方法**だけは身につけておきましょう．各論も一応載せていますが，各疾患のキーワードをおさえたら，それ以上深入りしないことをオススメします．

◆骨腫瘍の基本的な考え方

　病的骨折で見つかることもあれば，たまたまX線に写った！ということで発見されることもあります．なので，これから皆さんが臨床に出て遭遇することもあるかもしれませんが，間違っても診断をしようなどとはしないでください．必ず専門医に紹介する，ということを肝に銘じたうえでこの先学習をしてほしいのです．

　大局的にみれば，次の3つに分けられます．

① **放置していいもの**（良性）
② **掻爬が必要なもの**（良性だけど症状がある）
③ **広範囲切除が必要なもの**（悪性！！）

　例を挙げると，①にあたるのが骨軟骨腫，②にあたるのが骨巨細胞腫，③にあたるのが骨肉腫です．皆さんにとって重要なのは，悪性骨腫瘍を見逃さないことです．良性骨腫瘍なら見逃しても，大きな問題にはなりません．こ

れを見極めるための秘訣をお教えしましょう.

・**痛みがある**
・**骨が破壊されている**
・**骨の外に飛び出ている**

　もちろん，良性の中でも痛みを生じたり，骨を破壊したりする例外的なものもありますが，大まかな傾向としてはこの3つです．いつか役立つ日がくるかもしれないので，頭の片隅にでもしまっておいてください.

◆骨腫瘍の鑑別方法

　骨腫瘍における鑑別方法はいくつかあるのですが，X線での鑑別の話をするとかなり難しいですし，数をみないと自信を持つことは難しいと思います.しかし，だれでも使える鑑別方法があります．それは，**好発年齢**と**好発部位**の2つで分類するやり方です．実臨床でも，画像だけで判断することはありません.

　まずは好発年齢からおさえます．10〜20代は良性・悪性含めて鑑別が多岐にわたります　逆にいえば，それ以外をおさえればよく，以下2つをインプットしておきましょう.

> **重要**　**骨腫瘍の好発年齢まとめ**　
>
> ① 20 〜 30 代：**骨巨細胞腫**
> ② 中高年　　：**転移性骨腫瘍，軟骨肉腫**

続いて，好発部位について．骨幹端は良性・悪性含めて鑑別が多岐にわたります．先程と同様，それ以外をおさえればよく，以下２つをインプットしましょう．

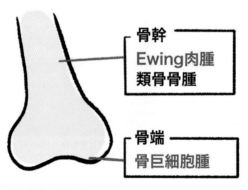

重要　**骨腫瘍の好発部位まとめ**

　骨端：骨巨細胞腫
　骨幹：Ewing 肉腫，類骨骨腫

　この例外ルールの２つの要素を満たす"骨巨細胞腫"は，年齢と部位だけでほぼ診断することが可能です．例えば，35 歳男性の骨端にできた骨腫瘍……ときたら，骨巨細胞腫でほぼ決まりです．

骨幹
Ewing肉腫
類骨骨腫

骨端
骨巨細胞腫

図 12-1　好発部位

◆転移性骨腫瘍はどこにでも生じうる

中高年の骨腫瘍とくれば，まずは転移骨腫瘍を考えるのが定石です．軟骨肉腫もありですが，かなり稀であり，common disease から考えるのが診断学のルールです．

原発巣としては，肺癌，乳癌，前立腺癌あたりが代表的です．逆にいうと，転移性骨腫瘍を偶発的に見つけたら，こういったものから検索することとなります．通常は骨を溶かす**溶骨性**と呼ばれるタイプが多いですが（図12-2），前立腺癌を代表とした一部の癌では**造骨性**といって，転移したところに骨をたくさん作るタイプもあります（図12-3）

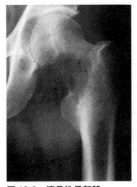

図 12-2 溶骨性骨転移
（105E46）

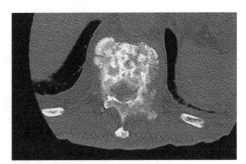

図 12-3 造骨性骨転移 （109D42）

全身のいたるところの骨に生じるわけですから，骨全体を一度に描出できる検査が必要です．これを可能にする検査を**骨シンチグラフィ**といいます（図12-4）．ただし，骨シンチグラフィは炎症があるところにも集積してしまうので，血液検査で骨マーカー（ALP や Ca）や腫瘍マーカー（CEA など）が上がっていないか？他の画像検査（CT や MRI）でどうか？などをみて，本当に転移性骨腫瘍なのかを総合的に判断する必要があります．

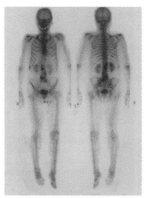

図 12-4　骨シンチグラフィ

　転移性骨腫瘍の治療については，根治を目指すことは難しく，症状を緩和するのがメインとなります．鎮痛薬の中で骨痛には **NSAIDs** が特に有効であり，それでも除痛できないときに**オピオイド**を使います．

　また，転移巣が原因で神経症状を生じているなどの状況であれば，放射線照射や内分泌療法などによって転移巣を縮小することも検討します．

◆骨肉腫は成長痛と誤診されやすい

　10〜20代の骨幹端に好発します．好発年齢と好発部位の2つは，いずれも非特異的ですね．どの骨にも起こりえますが，**膝周囲**が最も多いことは知っておくとよいでしょう．

　X線では，Codman の三角形，cloud-like calcification もしくは ivory-like calcification などさまざまな所見がいわれていますが，

わざわざややこしくしないで！って感じです（笑）.

　重要なことは，骨肉腫は骨成分をガンガン作る腫瘍だという本質です．ですので，X線では**骨成分が無造作にできまくっている**という様相がわかれば十分なわけです（**図 12-5**）．血液検査での **ALP の上昇**も大きなヒントとなります．

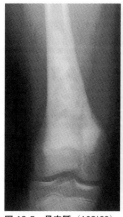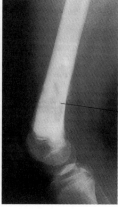

━ 白＝骨成分が無造作に増殖！

図 12-5　骨肉腫（103I69）

Amasawa's Advice

💡 **X 線で無造作な骨成分の増殖 → 骨肉腫をまず考えよう！**

　5 年生存率は 70％程度です．ただ，**肺転移しやすい**ことが知られており，これがあると 10〜20％と著しく予後が悪くなります．治療は手術（広範切除術）を基本として，化学放射線療法を併用することもあります．

◆ Ewing 肉腫は骨髄炎と誤診されやすい

　原発性の悪性骨腫瘍として骨肉腫と並んで有名なのが，こちらの Ewing 肉腫です．10〜20 代（正確には 5〜15 歳）の**骨幹**に好発します．長管骨以外では**骨盤**に生じやすいことが知られています．

　Ewing 肉腫の特徴は，**炎症反応が強く出る**（CRP↑，WBC↑）ということです．そのため，骨髄炎との鑑別がかなり難しいです．実臨床においても，骨髄炎として治療して治らなければ，Ewing 肉腫の可能性を考えて生検を行うというパターンも少なくありません．

　Ewing 肉腫は未分化腫瘍であるため，**化学放射線療法が非常によく効く**

142

ことが特徴です.

◆骨巨細胞腫は再発しやすい

本章のはじめにお話ししたように，骨巨細胞腫は好発年齢と好発部位が非常に特徴的です．もう一度確認しておきましょう．一応は良性腫瘍に分類されますが，悪性腫瘍のような振る舞いをすることから，良悪性境界腫瘍ともいわれています.

治療は**病巣掻爬**を基本としますが，再発しやすい＆本当に悪性化することもあるので，術後も経過観察がしばらく必要となります.

〜原発性の良性骨腫瘍〜

原発性の良性骨腫瘍を 3 つほど紹介しておきます．すべて **10〜20 代に好発**します．名前がめちゃくちゃ紛らわしいので，各自うまく整理しておいてください．初学者はあえてみないのもありかも.

・骨軟骨腫 （外骨腫）

原発性骨腫瘍で最も多い良性骨腫瘍です．本来とは離れた場所に成長軟骨が発生してしまい，そこに**骨性隆起**を生じます．高齢者で大きくなっているもの（普通は，成長が止まれば成長軟骨もなくなる）や多発したものをみたら，**軟骨肉腫への悪性転化**を考えます.

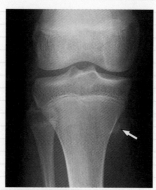

図 12-6　骨軟骨腫

・内軟骨腫

手足の骨腫瘍をみたら，まずはこれを思い浮かべてください．指節骨の骨腫瘍とくればほぼこれです．

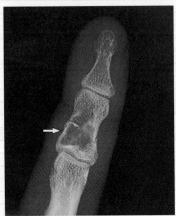

図 12-7　内軟骨腫

・類骨骨腫

骨幹に生じます．プロスタグランジン（PG）を周囲に放出するため，骨痛をきたすのが特徴です．**小児の夜間痛**といえば，これを考えましょう．

骨腫瘍

転移性骨腫瘍

好発	中高年
原因	乳癌，肺癌，前立腺癌 腎癌，子宮癌
検査	血液検査で ALP ↑，Ca ↑，腫瘍マーカー↑ X 線で溶骨性変化/造骨性変化 骨シンチグラフィで異常集積
治療	NSAIDs，オピオイド 放射線療法，化学療法，内分泌療法
備考	骨腫瘍で最も多い 溶骨性が多いが，**前立腺癌**は造骨性である

骨肉腫

好発	10〜20 代の骨幹端（特に膝周囲）
症状	疼痛，腫脹
血液検査	ALP ↑
X 線	Codman 三角 Cloud-like/ivory-like calcification 骨破壊，骨外腫瘤
治療	手術（広範切除術） 化学療法，放射線療法
備考	原発性の悪性骨腫瘍で最も多い 肺転移しやすい

Ewing 肉腫

好発	5〜15 歳の骨幹や骨盤
症状	疼痛，腫脹 発熱
血液検査	炎症所見（CRP↑，WBC↑など）
X 線	骨透亮像 骨破壊，骨外腫瘤
治療	手術（広範切除術） 化学療法，放射線療法
備考	骨髄炎と誤診されやすい

骨巨細胞腫

好発	20〜30 代の骨端
症状	疼痛，腫脹
X 線	骨透亮像
治療	病巣掻爬 骨移植
備考	再発しやすい 悪性化することがある 病理では多核巨細胞がみられる

解いてみた
骨腫瘍

62 歳の男性．持続する腰痛を主訴に来院した．3 か月前，ゴルフの後に腰痛が出現した．自宅近くの診療所で薬物療法と理学療法とを受けたが腰痛は軽減せず，1 か月前からは左下肢痛も加わった．身長 165 cm，体重 55 kg．体温 36.9℃．下部腰椎に叩打痛と運動時痛とを認める．腰椎前後屈で左殿部から左大腿部への放散痛がある．歩行は可能．Lasègue テスト両側陰性．左 L4，L5 および S1 神経根領域に感覚鈍麻と軽度の筋力低下とを認める．血液所見：赤血球 390 万，Hb 11.3 g/dL，Ht 36％，白血球 7,600，血小板 21 万．血液生化学所見：総蛋白 7.0 g/dL，アルブミン 3.5 g/dL，ALP 421 IU/L（基準 115〜359），Na 143 mEq/L，K 4.3 mEq/L，Cl 102 mEq/L，Ca 11.0 mg/dL，P 3.0 mg/dL．CRP 0.9 mg/dL．

この患者の腰下肢痛の原因として最も考えられるのはどれか．

a 骨粗鬆症
b 変形性脊椎症
c 化膿性脊椎炎
d 椎間板ヘルニア
e 転移性脊椎腫瘍

12
骨腫瘍

思考のプロセス

高齢者の腰痛ですね．まずは圧迫骨折を考えますが，3 か月前からと長い経過であり，徐々に悪化して神経症状も出てきています．ALP や Ca も上昇していますし，これはただの骨折ではなさそうです．

1 つずつみていきましょう．a の骨粗鬆症はあってもよいですが，血液検査の説明がつきません．b も同様です．c の化膿性脊椎炎も骨が破壊されていくものですが，発熱や炎症所見がない点が合いません．d は Lasègue テスト陰性や年齢から否定されます．よって，e が正解．この問題のように，進行性の経過，神経症状あり，血液データの異常などがあれば，脊椎圧迫骨折の裏に転移性骨腫瘍が隠れていないか？と考えてください．

111A32

64歳の男性. 2週間前から持続する右大腿部痛を主訴に来院した. 発症時, 痛みは安静時にはなく歩行時のみであったが, 3日前から安静時痛も出てきたという. 既往歴に特記すべきことはない. 血液所見：赤血球478万, Hb 12.3 g/dL, Ht 41％, 白血球 4,300, 血小板 19万. 血液生化学所見：総蛋白 6.5 g/dL, アルブミン 3.8 g/dL. CRP 0.1 mg/dL. 右大腿骨X線写真を別に示す. 初期対応として適切なのはどれか.

a　抗菌薬投与
b　右大腿部の外固定
c　副甲状腺ホルモン投与
d　ビスホスホネート投与
e　右下肢の免荷（荷重制限）

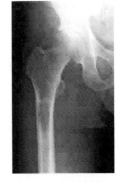

思考のプロセス

中高年の大腿部痛から, まずは変形性股関節症を考えます. ただし, 2週間前から出現して, 短期間でどんどん悪くなっている点が合いません. 明らかな外傷エピソードはなく, X線で大きな骨折はありませんね. 現時点で診断には至りませんが, とりあえず初期対応をして, 後日整形外科で精査するのがよさそうです. よって, e が正解.

他の選択肢もみていきましょう. a は感染症を考えるエピソードや炎症所見がありません. b は迷ったかもしれませんが, まずは診断ありきです. c と d は骨粗鬆症に有効ですが, やはりこちらも診断ありきです.

ちなみにですが, X線では溶骨性変化がみられます. ですので, 転移性骨腫瘍が最も疑われます. しかし, X線を読み切れずとも対応は変わりません. 中途半端なことをせず, 専門家にまわすまでの対応をしてくれれば十分だということが暗に示されており, 実践的な問題だと思います.

15歳の男子. 右膝痛を主訴に来院した. 3週前, 走っていた際に突然右膝痛が出現した. 安静によって一時軽快したが, 1週前から痛みが再発し増悪傾向にある. 初診時の右膝X線単純写真 (A) と大腿骨遠位部の骨生検H-E染色標本 (B) とを次に示す.

診断はどれか.

a 骨巨細胞腫
b 骨肉腫
c 軟骨肉腫
d Ewing肉腫
e 悪性線維性組織球腫

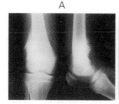
A

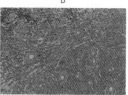
B

思考のプロセス

　若年者の膝痛ですね. 走っていたときに痛みを生じたため, スポーツ外傷をまず考えます. しかし, 安静にしていたにも関わらず, 痛みが再発して, 増悪傾向にある点が合いません.

　病歴だけでは難しそうなので画像をみてみましょう. こういうときの画像は典型的なはず. すると, 大腿骨骨幹端に無造作に骨成分が増殖しているのがわかりますね. これは骨肉腫の所見であり, 年齢や発生部位も合致します.

　それから, 病理画像も提示されていますね. 病理は苦手！という人も多いと思いますが, 発想を転換してみてください. **病理があるということは手術が必要な病気であったことを示してくれているわけです**. つまり, 問題を解く立場としては, **腫瘍性病変 (特に悪性) を示唆する大きなヒント**となってくれるわけです. 以上から, 自信をもってbを選んでください.

　他の選択肢もみてみましょう. aは20〜30代の骨端に好発します. Advancedですが, **病理では巨細胞がみられる**のが特徴です. cは中高年に好発する悪性骨腫瘍でしたね. dは5〜15歳の骨幹・骨盤に好発します. eは覚えなくてOK.

骨肉腫について正しいのはどれか. **3つ選べ.**

a 好発年齢は10代以下である.

b 好発部位は大腿骨遠位骨幹端である.

c 肺転移しやすい.

d 治療は病巣掻爬術を行う.

e 血清ALPが高値を示す.

思考のプロセス

　1つずつみていきましょう. aは違いますね. 骨肉腫は10〜20代に好発します. **10代以下に起こる骨腫瘍といえばEwing肉腫を考えたいです.** bはOK. 骨肉腫は骨幹端（特に膝周囲）に好発するのでした. cも正しい. 骨肉腫は肺転移しやすいことは必須暗記事項です. dは違いますね. 病巣掻爬は骨巨細胞腫に行うもので, 骨肉腫には広範切除術を施行します. eは正しい. ALP高値は骨肉腫を疑うきっかけとして重要です. よって, b, c, eが正解.

104D41

36歳の男性．1か月前からの右膝関節の疼痛と腫脹とを主訴に来院した．右膝のX線写真（A）と生検組織のH-E染色標本（B）とを次に示す．
考えられるのはどれか．

a　類骨骨腫
b　骨芽細胞腫
c　骨巨細胞腫
d　軟骨芽細胞腫
e　非骨化性線維腫

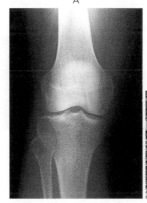
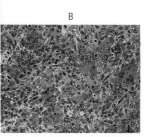

思考のプロセス

　若い人の膝痛ですね．スポーツ外傷を考えたいところですが，病歴はほとんどないに等しいです．こんなときは画像が典型的のはず．

　病理がついているので，腫瘍性病変かな……と，アタリがつけられますね．それも踏まえてX線をみてみると，骨端に骨透亮像があります．30代＆骨端という特異的な組み合わせから，骨巨細胞腫の診断はたやすいでしょう．よって，cが正解．他の選択肢はみるまでもありません．

　ちなみにですが，この病理画像でみえているのが巨細胞です．ちらっと見ておいてください．

105D29　難問

10歳の男児．右下肢痛のため家族に伴われて来院した．4か月前から誘因なく右大腿部痛が出現したという．痛みは安静時，運動時ともにあり，夜間に増悪する．右下肢の皮膚，筋および関節に異常を認めない．右大腿骨のX線検査で異常が疑われたため撮影した両大腿部の単純CTを次に示す．最も考えられるのはどれか．

a　骨肉腫
b　類骨骨腫
c　軟骨肉腫
d　骨軟骨腫
e　好酸球性肉芽腫

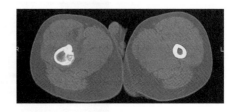

思考のプロセス

　若年者の下肢痛ですね．スポーツ外傷を考えたいところですが，4か月前から誘因なく生じている点が合いません．「小児の夜間痛」というキーワードを抜き出せれば，類骨骨腫にたどり着くことが可能です．よって，bが正解．

　画像は難しいですが，ここは骨幹に当たります．類骨骨腫の好発部位に合致しますね．骨の中に腫瘍がみられます（難しいですね）．対側と比較してみると，なにかがあるのは皆さんもわかると思います．

　他の選択肢もみてみましょう．aは骨幹端に好発しますし，無造作な骨成分の増殖がみられるはずです．cは中高年に好発するものなので合いません．dは骨性隆起が特徴でしたし，骨幹端が好発部位です．eは覚えなくてOK．

　骨腫瘍の問題はなかなかハードだったかもしれませんが，実臨床でも難しいので，当然です．本文でも述べていますが，必要以上に深入りせず，骨腫瘍の基本的な考え方と大まかな鑑別方法を大切にしてください．国試が終わった後もきっと役立つはずです．

13 易骨折性となる
代謝性骨疾患

骨折の裏に基礎疾患が隠れていないか？という視点が重要であるというのは，何度もお話ししてきましたね．特に複数箇所に骨折のエピソードがあれば，代謝性骨疾患を考慮しましょう．

◆骨粗鬆症は common diseases の１つ

　第３章ですでに述べていますが，高齢者の骨折の背景には骨粗鬆症があることがほとんどです．歳を取るとアクティビティが下がるため，本来であれば骨折のリスクは低くなってもよさそうですが，高齢者の骨折が後をたたないのはこのためです．

　骨粗鬆症は，骨吸収が骨形成を上回るために**骨密度の低下**（YAM<70％）が生じた状態です．簡単にいうと，骨の中身がスカスカってこと（**図13-2**）．

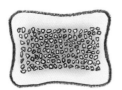

図 13-1　正常の骨髄

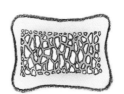

図 13-2　骨粗鬆症

骨粗鬆症を生じる原因は，内分泌異常（副甲状腺機能亢進症，Cushing症候群など），薬剤（ステロイドなど），糖尿病など多岐にわたります．特に有名なのは，**閉経によるエストロゲン減少です**（なので，**高齢女性に好発する！**）．

治療薬としては，ビスホスホネート，ビタミンD₃製剤，SEAM（エストロゲンアゴニスト），抗RANKL抗体などたくさんあります．いずれにせよ，骨吸収を抑えるor骨形成を促進することを期待するものです．

国試でよく問われるのは，他の疾患（特に転移性骨腫瘍）を除外することです．実際の臨床ではなかなかクリアカットにいかないこともありますが，骨粗鬆症のみでは**骨マーカーに変動がない**というのがポイントです．代表的な骨マーカーとしては，ALP，Ca，Pあたりです．

Amasawa's Advice

骨粗鬆症 → 骨マーカーに異常がみられない！

◆骨形成不全症はⅠ型コラーゲンの合成障害

端的にいえば，**先天的な骨粗鬆症**です．易骨折性以外に，**青色強膜**（眼）と**難聴**（耳）をきたすという特徴を覚えておきましょう（図13-3）．治療は骨粗鬆症と同様です．Ⅰ型コラーゲンの合成障害によって，膜性骨化できないのが本態です．

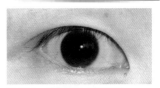

図13-3　青色強膜（109I22）

Amasawa's Advice

青色強膜 → 骨形成不全症をまず考えよう！

◆大理石骨病はガチガチになり，易骨折性をきたす

　骨粗鬆症とは反対に，**骨吸収が骨形成を下回った状態**となります（**図13-5**）．骨がたくさんできれば一見強固になりそうなものですが，実際はそうでありません．これを考えるには高層ビルの建築が参考になります．高層ビルはわざと内部に空間を設けるよう設計されており，このために地震が起きても簡単には倒壊しないのです．人間の骨も同様で，ガチガチになると強度がむしろ下がってしまい，易骨折性へと繋がります．

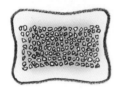

図 13-4　正常骨髄

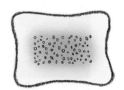

図 13-5　大理石骨病

　また，ガチガチになるともう１つ影響が出ます．それは，骨髄のスペースも小さくなってしまうため，造血障害による**汎血球減少**をきたすことです．余裕があればおさえておきましょう．

◆骨軟化症は子供ではくる病という

　骨軟化症は，**ビタミンＤの不足**によって生じる疾患です．摂取不足はもちろんですが，**日光不足**（→ビタミンＤ生成障害）や**腎不全**（→ホルモン産出低下）も見逃せません．

　ビタミンＤが不足すると，CaおよびPの低下が起こり，石灰化することができなくなります．石灰化する前の不完全な状態の骨を類骨と呼びますが，これがたくさん生成され，骨の成長障害（**低身長**）や骨の変形（特に**O脚**）に至ります（**図13-6**）．

また，一生懸命足りなくなった Ca を増やそうと，**続発性副甲状腺機能亢進症**（PTH↑，ALP↑，P↓）を生じることもポイントです．治療は，**ビタミン D 製剤**で補います．

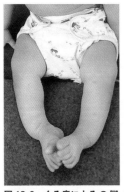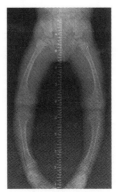

図 13-6　くる病による O 脚（98D52, 108A49）

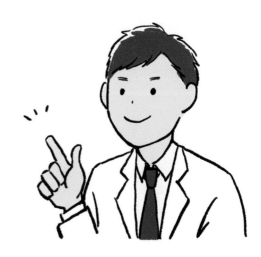

代謝性骨疾患

骨粗鬆症

好発	高齢女性
病態生理	骨形成より**骨吸収が優位**となる
リスク	**加齢，閉経**（エストロゲン↓） **副甲状腺機能亢進症，甲状腺機能亢進症，Cushing 症候群** 糖尿病，血液疾患 **ステロイド，ワルファリン，メトトレキサート** アルコール多飲，放射線治療，胃切除後
合併症	**易骨折性**
検査	**骨密度低下**（YAM<70%）
治療	**ビスホスホネート，ビタミン D$_3$ 製剤** **SEAM，抗 RANKL 抗体**
鑑別	**転移性骨腫瘍**
備考	骨マーカー（ALP, Ca, P）は**正常**である ビスホスホネートの副作用として**顎骨壊死**がある SEAM は骨にはエストロゲンアゴニストとして働くが，子宮や乳腺にはアンタゴニストとして働く

骨形成不全症

好発	小児
病態生理	**Ⅰ型コラーゲン合成障害**による膜性骨化の障害
症状・合併症	**易骨折性，青色強膜，難聴**
治療	骨粗鬆症と同様

大理石骨病

病態生理	骨吸収より**骨形成**が優位となる
合併症	**易骨折性**，汎血球減少
治療	造血幹細胞移植など

骨軟化症

原因	**ビタミンD不足** （摂取不足，日光不足，腎不全など）
病態生理	石灰化障害によって，**類骨が過剰に生じる**
症状・合併症	骨の成長障害（低身長） 骨の変形（特にO脚），易骨折性 **続発性副甲状腺機能亢進症**
治療	**ビタミンD製剤**
備考	ビタミンDは紫外線によって合成される 小児では**くる病**といわれる

解いてみた

代謝性骨疾患

骨粗鬆症について，次のうち正しいのはどれか．

a　頻度に性差はない．

b　YAM＜90％で診断できる．

c　骨吸収が低下した状態である．

d　高齢者の腰椎圧迫骨折をみたら，骨粗鬆症と診断してもよい．

e　SEAM はエストロゲンアンタゴニストである．

思考のプロセス

　1 つずつみていきましょう．a は違いますね．原因は多岐にわたりますが，エストロゲン減少が主なリスクであり，高齢女性に好発します．b も違いますね．YAM＜70 ％が診断基準です．ちなみに，**YAM は young adult mean の略で 20〜44 歳までの骨密度の平均値です**．言い換えると，若年者の 70％以下の骨密度を骨粗鬆症というわけです．c は逆ですね．骨吸収が骨形成を上回ってしまうためにスカスカとなります．d は第 3 章でお話ししましたが，腰椎圧迫骨折と大腿骨頸部骨折の 2 つは他の疾患（特に骨転移）がなければ同時に診断が可能です．e は違いますね．エストロゲン減少がリスクなのですから，SEAM はこれを増やすようなエストロゲンアゴニストです．よって，d が正解．

100D22

72歳の女性. 屋内で尻もちをついた直後から腰部に激しい痛みを生じ, 歩行困難となり搬入された. 身長 151 cm, 体重 55 kg. 体温 36.8℃. 腰部に強い叩打痛を認める. 血液所見:赤血球 390 万, 白血球 5,400. 血清生化学所見:AST 25 単位, ALT 28 単位, ALP 280 単位 (基準 260 以下), Ca 9.1 mg/dL, P 3.1 mg/dL. CRP 0.4 mg/dL. 腰椎 X 線単純写真側面像を次に示す.
最も考えられるのはどれか.

a 腰椎椎間板ヘルニア
b 骨粗鬆症
c 転移性腫瘍
d 大動脈解離
e 腰椎症

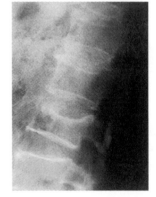

思考のプロセス

「高齢者が尻もちをついた」といえば, 腰椎圧迫骨折をまず考えるキーワードになります. 腰部に叩打痛を認めている点も合致しますね.

前問でも言いましたが, 腰椎圧迫骨折は他の疾患 (特に骨転移) がなければ骨粗鬆症と診断して OK です. 骨マーカーが正常 (＋画像でも骨の潰れ以外に所見がない) であることもこれを支持しますね. よって, b が正解.

もっと精査しなくていいの？と思うかもしれませんが, 既往歴や血液検査 (＋X 線) で骨転移を疑う要素がなければ, これ以上の精査は不要とされています. 例えば, 風邪の症状の人に X 線/CT を全例撮るのは明らかにやりすぎでしょう？ 風邪のような症状でも肺炎や肺癌の可能性が 100％ないとは言い切れません. しかしだからといって, なんでもかんでも検査すればいいというわけでもありません. この感覚はきっと, 医師として働き始めれば徐々にわかってくると思います.

35歳の女性. 腰痛を主訴に来院した. 自宅近くの医療機関で腰椎骨密度低値を指摘され, 紹介されて受診した. 33歳時の分娩後から腰痛が出現し, 以後持続している. 28歳時の分娩後にも, 同様に腰痛が出現していた. 身長155 cm, 体重42 kg. 夫と子供2人の4人暮らしで, 本人が家事と育児とを行っている. 喫煙歴はなく, 飲酒は機会飲酒である. 体温, 呼吸, 脈拍および血圧に異常を認めない. 眼球の青色強膜と難聴とを認める. 脊柱には軽度の後弯変形を認めるが, 上肢と下肢とに神経学的異常を認めない.

診断のために聴取すべき最も重要な情報はどれか.

a　骨折の既往
b　日光曝露
c　食習慣
d　運動歴
e　月経歴

<hr>

思考のプロセス

　病歴をザーッとみていくと,「青色強膜」というキーワードがあるため, 骨形成不全症を考えます. 難聴がある点も合致しますね. 骨形成不全症といえば先天的な骨粗鬆症であり, 易骨折性が問題でした. よって, a が正解.

　他の選択肢はみるまでもありませんが, b や c は骨軟化症 (くる病) を疑うときの問診として有用です. ちなみにですが, **青色強膜とは強膜が菲薄化して, 血管が豊富である脈絡膜が透けて青色にみえる現象です**. 参考までに.

正しいのはどれか．**2つ選べ．**

a 大理石骨病では骨折が起こりにくくなる．

b 大理石骨病では汎血球減少を起こす

c 骨軟化症では血中Pが上昇する．

d 骨軟化症では骨吸収が骨形成を下回る．

e 骨軟化症では類骨が過剰になる

思考のプロセス

　1つずつみていきましょう．aは違いますね．大理石骨病では，ガチガチになってしまい易骨折性になることが問題でした．また，骨髄のスペースが狭くなるので汎血球減少を起こします．よって，bは正しい．cは逆ですね．骨軟化症はビタミンD不足で生じますし，Ca不足を代償しようと続発性副甲状腺機能亢進症も起こるので，Pは低下します．dは大理石骨病の説明ですね．eは正しい．骨を作ろうとはしていますが，石灰化ができないため，不完全な骨（類骨）が過剰産出されます．よって，b，eが正解．

14

障害レベルによって日常生活レベルが変わる

脊髄損傷

　　外傷のエピソード+神経症状があれば,脊髄を損傷したのではないか? をまずは念頭におく必要があります.

　　国試で主に求められるのは, 病歴・身体所見からの部位推定です. 頭側に近いほど重篤になるのは想像に難くないでしょう. どの高さで障害されているかを知ることは, 患者さんの今後の生活を推し量ることにつながります.

◆神経支配から障害部位の推定を行おう

表 14-1　神経支配領域

	運動領域	感覚領域
C4	横隔膜	—
C5	上腕二頭筋	上腕腹側
C6	腕橈骨筋	前腕腹側
C7	上腕三頭筋	手
Th4	—	乳頭
Th10	腹筋群	臍
L3	大腿四頭筋 (膝蓋腱)	—
L5	—	足背
S1	下腿三頭筋 (アキレス腱)	足底
S3〜5	—	会陰部

先にまとめておきます．C6障害を例に挙げると，C6レベルそのものは下位運動ニューロン障害ですが，C7レベル以下は上位運動ニューロン障害となります．横隔膜や上腕二頭筋は保たれますが，腕橈骨筋より下は障害されることが表よりわかりますね．最終的にはMRIと合わせて診断を行います．

◆急性期の管理をおさえよう

まず，皆さんにおさえておいてほしいのは，**急性期の対応**についてです．急性期は呼吸や循環を整えることを最優先とし，厳格な全身管理を行います．致命的になりうる頸髄損傷（急性期）について下記にまとめておきます．

重要 **頸髄損傷（急性期）まとめ**

① 脊髄ショック
② 弛緩性麻痺
③ 自律神経障害

---

①の脊髄ショックではバイタルサインの低下が起こります．これはなぜかというと，**相対的に副交感神経が優位になるため**です．交感神経は胸髄と腰髄にあり，副交感神経は脳幹と仙髄にあります．頸髄損傷では脳幹の副交感神経は無事ですが，それ以外は障害されることになります．だから，徐脈や低血圧になるわけです．

②の弛緩性麻痺はアレ？と感じたかもしれませんね．上位運動ニューロン障害なのだから，痙性麻痺なのでは？と思った人は勉強している証拠です．しかし，それは症状が固定する慢性期（1〜2か月後）の病態のお話なのです．急性期では弛緩性麻痺となり，**腱反射が低下する**のが特徴です．ここは，注意しておきましょう．

③の自律神経障害は，**膀胱直腸障害，起立性低血圧，麻痺性イレウス，褥瘡（特に仙骨部）**あたりが代表的です．特に褥瘡については，寝たきりになっ

たり，感覚障害になったり，無汗になったり……などの複数の要素が複合するため，発症リスクはかなり高いといえます．急性期から慢性期にかけていかに合併症を予防するかも重要な課題となってきます．

◆整形とリハビリはセット

ここでようやく登場ですが，整形外科領域において，リハビリテーション（以下，リハビリ）は切っても切り離せない存在です．例えば，整形外科の術後に肺塞栓症や廃用症候群を予防するために，**早期離床**や**理学療法**を早期から行っていくのも，立派なリハビリの1つです．

意外と盲点なのは，術後だけでなく，術前にも施行することが重要であるということです．リハビリに慣れるという意味もありますし，健側の筋力UP を図ることでリハビリ効果が高まることを期待するためです．

では，脊髄損傷のリハビリはなにをするかというと，はじめのうちは，関節可動域訓練や肺理学療法（喀痰排出など）を行います．そして，徐々に体幹のトレーニングを加えていきます．失った機能を取り戻すことはできないため，**残った機能をどのように使うか**が課題となります．これは機能回復を目指す脳梗塞のリハビリとは全く異なる点であることに注目してください．

また，日常生活をできるだけ自力で行えるように，**障害レベルに応じた器具の使用**もとても有用です．次にまとめておきます．

脊髄損傷後の器具まとめ

C4 以上	：全介助，ベッド上，人工呼吸器
C5	：全介助，ベッド上だが，下顎を使った電動車椅子の操作が可能である
C6 〜 Th6	：車椅子，介助は上位レベルほど必要性が高くなる
Th7 〜 L3	：長下肢装具，松葉杖，歩行器（※適宜，車椅子も併用する）
L5 以下	：短下肢装具，一本杖

※障害レベルはあくまで目安

　さらに，膀胱直腸障害があれば**導尿**が必要となります．ここで重要なのは，C7 レベルの機能が残っているかどうかです．なぜかというと，自己導尿が可能（指先を使える）かどうかの分かれ目となるからです．

〜 C4 障害はないのに呼吸が苦しい？〜

　C4 以上の脊髄損傷であれば，横隔神経麻痺により呼吸苦をきたすことは容易に想像つくでしょう．しかし，胸髄レベルの障害でも，呼吸苦が出現する患者さんがいます．これはなぜでしょうか？　答えを見る前に自分でも考えてみてください．

　解剖学的な知識に戻りますが，呼吸運動は横隔膜がメインではありますが，**肋間筋や腹直筋**などの呼吸補助筋も関わってきます．これらは胸髄レベルの神経支配なので，呼吸苦が出現してもおかしくないというわけです．ですので，脊髄クモ膜下麻酔をすると，Th レベルまでの麻酔にも関わらず，酸素化が悪くなることもあります．

　ちなみにですが，これらの筋は**喀痰排泄**も担っているので，**誤嚥性肺炎**のリスクも当然高くなります．また，副交感神経優位になるので，**喀痰が産出されやすい状態**にもなっています．だからこそ，肺理学療法が重要となってくるわけですね．知識がつながりましたね！

脊髄損傷

原因	外傷（特に脊椎骨折）
症状	脊髄ショック 弛緩性麻痺（すぐ）/痙性麻痺（数か月後） **膀胱直腸障害，起立性低血圧，麻痺性イレウス，褥瘡**
身体所見	**腱反射低下**（すぐ） **腱反射亢進**（数か月後）
検査	X線，CT，MRI
治療	厳格な全身管理 合併症の予防（頸椎カラー，体位変換など） 早期からのリハビリ（関節可動域訓練，肺理学療法など）
備考	肛門周囲の感覚が残存していれば不完全損傷を考える

14
脊髄損傷

解いてみた
脊髄損傷

101G45

36歳の女性．腰痛と右下肢のしびれとを主訴に来院した．3週前，掃除中に急に強い腰痛が出現し，その後も持続している．1週前から右足部のしびれも自覚している．腰椎には前屈制限があり，Lasègue 徴候は右下肢で陽性である．膝蓋腱反射とアキレス腱反射とに異常を認めない．徒手筋力テストで右長母趾伸筋と右長趾伸筋とが4〈good〉，他の筋は5〈normal〉である．右下腿外側と足背とに触覚の低下を認める．腰椎単純 MRI の T1 強調矢状断像と T2 強調横断像とを示す．

障害されている可能性の高い神経根はどれか．

a L3

b L4

c L5

d S1

e S2

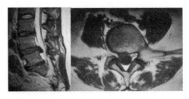

思考のプロセス

あれっ？　と思った人もいるかもしれませんね．腰痛＋片側性の神経症状および Lasègue 徴候陽性がみられていることから，これは腰椎椎間板ヘルニアです．脊髄損傷ではありませんね．ただ，ヘルニアでは部位推定をすることが重要であると以前に言いました．より推定しやすくなったことを実感していただくため，あえてここに持ってきています．みていきましょう．

右長趾伸筋（背屈する筋）や足背の感覚異常がみられていますね．よって，L5 病変だと推定できます．よって，c が正解．膝蓋腱反射が正常であることから L3 病変は否定でき，アキレス腱反射が正常であることから S1 病変も否定できます．

ちなみに画像では，L4/L5 レベルにヘルニアがあるのがわかります．L4/L5 レベルでは L5 病変となるため，合致しますね．ただし，いつも言っていますが，画像は補助的で OK です．

正しい組み合わせはどれか. **2つ選べ.**

a　下顎反射 ——— C1

b　上腕二頭筋反射 — C4

c　上腕三頭筋反射 — C5

d　膝蓋腱反射 ——— L3

e　アキレス腱反射 — S1

思考のプロセス

　脊髄損傷における障害部位の推定は必須暗記事項です. 上腕二頭筋反射は C5, 上腕三頭筋反射は C7, 膝蓋腱反射は L3, アキレス腱反射は S1 が目安でしたね. よって, d と e が正解.

　余裕があれば, a の下顎反射についてもおさえておいてください. **下顎反射は三叉神経が関与します.** つまり, 脳幹(橋)レベルですね. 当て馬の選択肢として, 意外と出てきます.

14
脊髄損傷

100H32

68歳の男性. 軽自動車を運転中に電柱に衝突し救急車で搬入された. 意識は清明. 激しい頸部痛を訴えている. 上腕三頭筋から両下肢にかけて高度の麻痺を認める.

障害部位はどれか.

a 第1頸髄

b 第3頸髄

c 第5頸髄

d 第7頸髄

e 第1胸髄

思考のプロセス

外傷後に神経症状をきたしていることから, まずは脊髄損傷を考える必要があります. 頸部痛があることからは, 頸髄損傷が特に疑わしいですね. 上腕三頭筋から両下肢にかけての麻痺ということなので, これは C7 レベルの障害と考えればよいでしょう. よって, d が正解.

他の選択肢もみてみましょう. a, b ならば C4 の横隔神経が障害されるため, 呼吸障害が前面に出るはずです. c ならば上腕二頭筋から障害されるはずですよね. e だと上腕三頭筋は含みません.

オリジナル

49歳の男性．半年前から徐々に四肢が使いづらくなり，2か月前から手のしびれが強くなったため来院した．身体所見にて下顎反射（＋），上腕二頭筋反射（−），上腕三頭筋反射（＋＋＋），膝蓋腱反射（＋＋＋）がみられた．障害部位として最も推定されるのはどこか．

a 橋

b C4

c C5

d C7

e L3

思考のプロセス

　動かしづらいというのは運動障害，しびれというのは感覚障害を考えさせる訴えです．今回は外傷のエピソードはなく，ゆっくり生じているため，何らかの脊髄疾患を考える必要がありそうです．ただ，今回は診断を求められているわけではなく，障害部位の推定を問われています．上腕二頭筋反射が消失しており，それ以下の腱反射が亢進している（上位運動ニューロン障害）状態のため，C5レベルの障害だと推定できます．よって，cが正解．

　他の選択肢もみてみましょう．aは前々問で学んだ三叉神経を示唆しているものですが，下顎反射は正常ですね．bは横隔神経を含むので呼吸障害が前面に出るはずです．dのC7が障害されたならば，上腕三頭筋の反射が消失するはずですし，eのL3が障害されたならば，膝蓋腱反射の反射が消失するはずです．そもそも，dやeでは上腕二頭筋の反射は正常ですしね．

　正解することよりも，ここまで1つ1つ理屈を立てて言えることが大事です．何度も繰り返して，身に染み込ませてください．

14 脊髄損傷

受傷直後の完全頸髄損傷で**みられない**のはどれか.

a　頻脈

b　排尿障害

c　血圧の低下

d　発汗の消失

e　腱反射の消失

思考のプロセス

　脊髄損傷の直後について問われていることがポイントです. 1つずつみていきましょう. a がさっそく違いますね. 副交感神経が優位となるため, バイタルサインは低下します. よって, a が正解. b はいいですね. S2〜4神経が障害されるため, 膀胱直腸障害はほぼ必発です. c はバイタルサイン低下で説明できますね. d も OK. **汗は交感神経支配**なので, バイタルサイン低下と同じ理由で消失するはずです. e に引っかからないようにするのが, この問題の最重要点です. 受傷直後では腱反射は低下・消失します. 1〜2か月くらいすると腱反射は亢進してくるのでしたね.

32歳の男性．頸髄損傷患者．手関節の背屈はできないが，肘関節の屈曲は可能である．頸椎MRIでは脊髄の連続性が絶たれている．

この患者で可能と考えられるのはどれか．

a 肩甲骨の挙上
b 肘関節の伸展
c 手関節の屈曲
d 手指の伸展
e 股関節の屈曲

思考のプロセス

頸髄損傷と診断がついています．MRIで脊髄の連続性が絶たれているというのは，治る見込みのない完全頸髄損傷だということです．肘関節の屈曲は可能ということより，C5は無事だとわかりますね．手関節の背屈は初見です．うーん……と迷った人も多いかもしれません．しかし，マイナー科に限りませんが，**自分が難しいと感じた問題は，みんなも難しいと感じています**．こういうときには頭を切り替えて，別の視点を探ってみると，案外簡単に正解へとたどり着くことができます．

基本的に，頭側に近い部位ほど神経支配領域も上位になります．この中で肩が最も頭側に近いわけですから，必然的にaが正解だとわかります．当たり前ですが，上の機能が障害されているのに，下の機能が残っているというのは考えにくいですからね．

ここで，手関節の背屈はC6，手関節の屈曲はC7……など細かく覚えることは推奨しません．出てきたものすべてを覚えたくなる気持ちはわかりますが，すべての科を学ばなくてはいけない皆さんにとって，**むしろ点数Downへとつながります**．枝葉の知識を増やすことは決して賢い選択ではありません．不安はあるかもしれませんが，**みんなができる当たり前のことを，とにかく完璧にすることこそ**が国試合格の秘訣です．受験のように他の人よりも1点でも多く……！というのは落ちる人の典型的パターンです．これは断言できます．

第11胸髄完全損傷のリハビリについて最も適切なものはどれか．**2つ選べ**．

a　呼吸訓練が必須である．

b　全介助が必要である．

c　長下肢装具が有用である．

d　車椅子が有用である．

e　短下肢装具が有用である．

思考のプロセス

　1つずつみていきましょう．a は違います．コラムで述べましたが，Thレベルでも呼吸補助筋の障害が生じるため，その場合には呼吸訓練が必要です．ただ，今回は Th11 とかなり低いレベルであり，呼吸補助筋の障害が出る可能性は非常に低いです．少なくとも「必須」とは言い難い．b は違いますね．全介助が必要なのは，上肢が完全に使用できなくなる C5 レベル以上です．c は正しい．Th11 では体幹機能が残っているため，長下肢装具が有用です．d も OK．長下肢装具だけでなく，車椅子も適宜使っていきましょう．e は違いますね．おおよその目安として，L5 レベル以下の障害で使用を検討します．よって，c, d が正解．

78歳の女性．自宅内の段差につまずいて転倒し，歩行不能となったため搬入された．全身状態は良好である．精査の結果，右大腿骨頸部骨折（内側骨折）と診断され，2日後に人工骨頭置換術を予定した．

手術までの対応として適切なのはどれか．

a　右股関節ギプス固定
b　右大腿骨直達牽引
c　左下肢の運動療法
d　自己導尿の指導
e　車椅子の処方

思考のプロセス

　大腿骨頸部骨折に対して手術前の患者さんです．1つずつみていきましょう．a，bは違いますね．大腿骨頸部骨折には原則手術が必要です．手術前にわざわざギプス固定や牽引をする必要はありません．cが正解．術後のリハビリテーションをスムーズに進めるためにも，術前に健側の筋力トレーニングを行っておくことは非常に有意義です．dは不要．膀胱直腸障害は関係ありません．eも違いますね．術後に一定期間だけ必要となる可能性はありますが，少なくとも術前には不要です．

　国試で車椅子が正解になるとしたら，脊髄損傷など不可逆的な障害のときだけです．逆にいうと，**不可逆的な変化でない限り，車椅子はできるだけ使用しない**というスタンスがあります．裏技として知っておいてください．

14
脊髄損傷

47歳の男性. 頸椎脱臼骨折で入院中である. 6週間前に高所で作業中に転落し, 第5頸椎脱臼骨折に対して観血的後方固定術が行われた. 今回, 離床を目指したリハビリテーションを開始することとした. 徒手筋力テストでは両側とも上腕二頭筋4, 橈側手根伸筋3, 上腕三頭筋0, 深指屈筋0である. 体幹筋と下肢筋の随意運動は不可能. 両上肢尺側, 体幹および両下肢の感覚は脱失している.

適切な対応はどれか. **2つ選べ.**

a 頸椎間欠牽引

b 起坐時の血圧計測

c 移乗時の立ち上がり訓練

d 車椅子座位でのクッション材使用

e 短下肢装具を用いた立位保持訓練

<hr>

思考のプロセス

　外傷後に神経障害をきたしていることから, 脊髄損傷をまず考えます. 上腕三頭筋以下は運動障害および感覚障害が完全に障害されていますね. 脊髄損傷でよいでしょう. 選択肢をみていきます.

　a は不要ですね. すでに手術が行われています. b は正しい. 合併症の1つである起立性低血圧の有無をチェックする必要があります. c と e は不要です. 下肢は完全麻痺となっているのですから, 下肢のリハビリテーションや装具でどうこうできる状況ではありません. d はいいですね. 上腕二頭筋の機能は残っているわけですから, 車椅子を利用することはできます. クッション材は「?」という感じかもしれませんが, 褥瘡予防に有用です. よって, b, d が正解.

110E3

頸髄損傷によって第6頸髄レベル以下の機能が完全に障害されている患者の
リハビリテーションで正しいのはどれか.

a 自己導尿の方法を指導する.

b ズボンの脱衣動作法を指導する.

c 長下肢装具を用いて歩行訓練を行う.

d 食事動作のための自助具の使用訓練を行う.

e プッシュアップによる車椅子移乗訓練を行う.

思考のプロセス

　C6 レベル以下の障害ということですので，横隔膜や上腕二頭筋は保たれ
ている状況です. その上で選択肢をみていきましょう.

　a は一見良さそうですが，上腕二頭筋だけでは導尿に必要な細かい指の動
作ができません. b も上腕二頭筋だけでは難しいですね. c は Th7～L3 レベ
ルくらいの障害であれば体幹筋の残存が期待できるものの，今回は難しいで
しょう. d はいいですね. 上腕二頭筋があれば，なんとか食事を摂ることは
可能です. e は指先の動作になってくるので，a と同様に C7 レベルが残っ
ていないと難しいです. よって，d が正解.

15 単神経障害

原因の推定が問われる

国試の傾向と対策

　単神経障害≒末梢神経障害であり，何らかの原因によって，**神経の通り道が狭くなって生じる**ことがほとんどです．すでに各骨折などの合併症としても出てきていますが，本章では単神経症から原因を探るという逆の視点も学びたいと思います．

◆正中神経麻痺は「手首」で狭くなる

　正中神経は主に第1〜3指（＋第4指の半分）の掌側を支配しています．これが障害されると，**猿手**と**母指球筋萎縮**を生じます（図15-1）．よく使う指ばかりなので，QOLをかなり落とします．

　正中神経は手首レベルで手根管という解剖学的にやや狭いスペースを通過しています．ここが何らかの要因によって狭くなって正中神経麻痺を起こしたものを**手根管症候群**といいます．

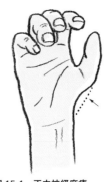

図15-1　正中神経麻痺

　要因としては，手の酷使，橈骨遠位端骨折，腫瘍，妊娠，アミロイドーシス（血液透析や関節リウマチなど），甲状腺機能低下症，先端巨大症などなど．すべて覚えるのは大変だと思いますが，とにかく軟部構造が腫れたり，なにかが沈着したために，スペースが狭くなるものだとイメージしてください．

　正中神経麻痺を評価する身体所見としては，**Phalen テスト**と**Perfect**

ファーレン

O sign の2つをおさえましょう．前者は，両方の手の甲を1分間合わせてしびれが増悪するかをみます（**図15-2**）．後者は，母指球筋障害によってOKサインをうまく作れなくなっていることをみます（**図15-3**）．

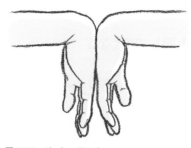

図 15-2　Phalen テスト

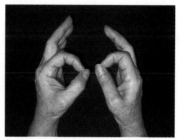

図 15-3　Perfect O sign（109A46）

　正中神経麻痺に限らず，神経麻痺の治療は**原因除去**と**保存療法**（装具による固定など）が基本となります．症状が強い場合は，ステロイド局注や手術（屈筋支帯切開など）を検討します．

◆尺骨神経麻痺は「肘」で狭くなる

　尺骨神経は主に第4～5指の掌側を支配しています．第1～3指は正常なので，まるで鷲の足みたいにみえ，**鷲手**と呼ばれます（**図15-4**）．余裕がある人は，骨間筋障害によって指の開閉もうまくいかなくなることをおさえておきましょう．

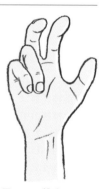

　尺骨神経は肘のレベルで肘部管という解剖学的にやや狭いスペースを通過しています．ここが何らかの要因によって狭くなって尺骨神経麻痺を起こしたものを**肘部管症候群**といいます．

図 15-4　鷲手

　要因としては，肘の酷使，上腕骨外顆骨折（による外反肘），腫瘍，離断性骨軟骨炎など．

身体所見としては，**Tinel 徴候**が有名です．これは神経が障害されている部位を指やハンマーで叩打すると痛みが誘発することをみるものです．肘部管症候群を疑うなら肘部管を叩き，手根管症候群を疑うなら手根管を叩くという具合です．

◆橈骨神経麻痺は「腋窩」や「上腕」で狭くなる

橈骨神経は主に手背を支配しています．これが障害されると手を伸ばせなくなるため，**下垂手**を生じます（**図 15-5**）．

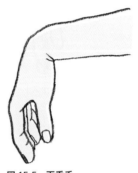

図 15-5　下垂手

国試的には，上腕骨骨折や鉛中毒で生じることが有名ですが，もっと日常レベルでもみられます．例えば，松葉杖で腋窩を圧迫したり，飲み会で上腕を下にしたまま寝てしまったり……などなど．腋窩や上腕が長時間圧迫されることで生じます．「恋人に腕枕をしたら翌朝手の感覚がなくなった」というエピソードも典型的です．これは saturday night palsy と呼ばれています．

〜腕神経叢損傷〜

腕神経叢は，筋皮神経，腋窩神経，正中神経，尺骨神経，橈骨神経の5つを含む神経の束（C5〜Th1）です．これが損傷されると上肢全体がうまく動かせなくなり，大きく QOL を損ねることは想像に難くないでしょう．
原因としては，**交通事故**が圧倒的に多く，他に**分娩時の合併症**（Erb 麻痺）としても有名です．ちなみにですが，近くを交感神経が走行しており，これらは同時に障害されることも少なくありません．つまり，**Horner 症候群を合併しやすい**ということです．

◆足の単神経障害（Advanced）

　こちらは出題頻度がかなり低いので，簡単な解説にとどめておきます．気軽にどうぞ．

　まずは，**脛骨神経麻痺**について．足の底屈が障害されるため，つま先立ちができなくなるのが特徴です．

　続いて，**総腓骨神経麻痺**について．実際に足を組んでみましょう！　総腓骨神経は腓骨のすぐ外側を通るため，その状態を続けると圧迫され，足がだんだん痛くなってくるはずです．足の背屈が障害されるため，下垂足をきたします．

　ちなみにですが，脛骨神経も腓骨神経も坐骨神経由来です．坐骨神経は人体で最も長い神経であり，障害されやすい神経として代表的です．

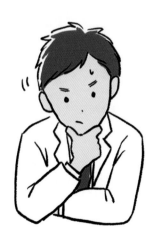

単神経障害

正中神経麻痺

好発	中年女性
原因	**手根管症候群** （手の酷使，橈骨遠位端骨折，腫瘍，妊娠，アミロイドーシス 甲状腺機能低下症，先端巨大症など）
症状	**猿手，母指球筋麻痺** 第 1〜第 4 指半分手掌側の感覚障害
身体所見	**Phalen テスト，Perfect O sign** Tinel 徴候（手首）
治療	**原因の除去，保存療法**（安静，手関節装具など） **ステロイド局注**，手術（屈筋支帯切開など）
備考	神経症状は夜間や早朝にみられやすい

尺骨神経麻痺

原因	**肘部管症候群** （肘の酷使，上腕骨外顆骨折，腫瘍，離断性骨軟骨炎など）
症状	**鷲手，骨間筋障害** 第 4 指半分〜第 5 指手掌側の感覚障害
身体所見	Tinel 徴候（肘）
治療	**原因の除去，保存療法**（安静など） **ステロイド局注**，手術
備考	手首レベルでは Guyon 管症候群が原因となる

橈骨神経麻痺

原因	**上腕骨骨折，鉛中毒** 長時間の腋窩・上腕の圧迫
症状	**下垂手** 手背の感覚障害
治療	**原因の除去，保存療法**（安静など） ステロイド局注，手術

解 い て み た
単神経障害

103I56

54歳の女性．右手指のしびれを主訴に来院した．5か月前から右母指，示指および中指にビリビリした感じがあり，特に朝，目を覚ました時に強かった．1年前から縫製の内職をしているが，3か月前から針を持つ時に指に力が入らない．

みられるのはどれか．**2つ選べ**．

a　母指球筋の萎縮

b　示指伸展筋力の低下

c　母指背側の感覚障害

d　肘管部での Tinel 徴候

e　手関節掌屈による感覚異常の増強

思考のプロセス

　中年女性が片側性のしびれを訴えていますね．母指〜中指に限局していることから，正中神経麻痺だとわかります．ちなみにですが，**末梢神経障害は早朝や夜間に症状が強くなることが多い**です．豆知識として知っておくとよいでしょう

　以上をふまえて1つずつ選択肢をみていきます．aはいいですね．正中神経麻痺では「母指球筋の萎縮」がキーワードです．bは違いますね．指の伸筋（背側）は橈骨神経支配です．cも背側であり，主に橈骨神経の領域です．dは Tinel 徴候だけインプットしていると飛びつきたくなる選択肢ですが，肘管部での Tinel 徴候は尺骨神経麻痺でした．手根管での Tinel 徴候ならば正解となります．いやらしい引っ掛け問題ですね……．eは正中神経麻痺に特徴的な Phalen テストそのものの説明です．よって，a, e が正解．

34歳の女性．右手のしびれ感を主訴に来院した．2か月前から右手のしびれ感が断続的に続いていた．脈拍68/分，整．血圧120/68 mmHg．心音と呼吸音とに異常を認めない．頸椎に異常を認めない．右上腕二頭筋反射と腕橈骨筋反射とに異常を認めない．握力は両側上肢とも正常範囲内である．右手関節を屈曲するとしびれ感が増強する．触覚低下を認める領域を斜線で表した図を示す．

この患者の初期治療として適切なのはどれか．**2つ選べ．**

a　肘関節の装具固定
b　手関節の装具固定
c　シクロスポリンの内服
d　副腎皮質ステロイドの局所注射
e　屈筋支帯の切離

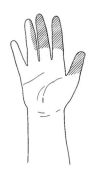

思考のプロセス

　慢性的に片側性のしびれを認めています．頸椎症も鑑別となりますが，頸椎には異常がないとのことです．また，上腕二頭筋反射はC5，腕橈骨筋反射はC6ですが，これらにも異常はないとのことですね．屈曲するとしびれ感が増強しているというのは，Phalenテストが陽性であることを意味しています．病歴だけでも十分に正中神経麻痺を疑うことは可能ですが，画像も一応みてみると，親指〜中指（＋薬指の半分）に限局しているので，間違いありません．

　今回は治療について問われています．基本的には原因除去と保存療法（装具固定など）なので，bが正解．残るもう1つはdかeで迷ったことでしょう．なぜならば，症状が強い場合にはステロイド局注や手術（屈筋支帯切開など）を検討するため，dもeも正解となりうるからです．ただし，今回の問題文はあくまで「初期対応」に問われているので，より侵襲性の少ないdが正解となります．

107I17

手の模式図（①～⑤）を次に示す.

肘部管症候群でみられる代表的な感覚低下部位はどれか.

ただし，斜線部は感覚低下部位を示す.

a ①

b ②

c ③

d ④

e ⑤

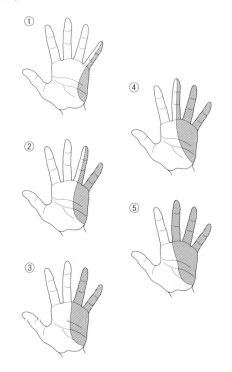

　解剖学の復習になります．即答しちゃいましょう．正解はbですね．ポイントは，薬指で半分に分かれることです．前問でも同様でしたね.

113D56

52歳の女性．左手の小指と環指のしびれを主訴に来院した．3か月前から左手の小指と環指にしびれが続いていたが，2週間前から仕事でキーボードが打ちづらくなったため受診した．2年前から糖尿病に対し経口糖尿病薬で治療中であり血糖コントロールは良好である．身長158 cm，体重57 kg．左手掌の尺側と環指，小指に感覚鈍麻があり，左上肢の尺側手根屈筋，環指と小指の深指屈筋，第一背側骨間筋，小指外転筋の筋力は徒手筋力テストで2．左第一背側骨間筋に筋萎縮を認める．末梢神経伝導検査を別に示す．

最も考えられるのはどれか．

a 頸肩腕症候群 　 c 肘部管症候群 　 e 糖尿病性ニューロパチー
b 頸椎神経根症 　 d 胸郭出口症候群

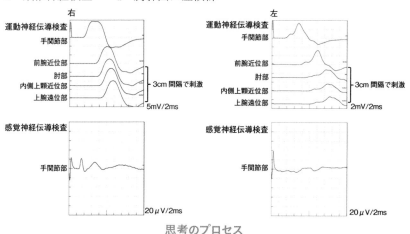

思考のプロセス

主訴が「左手の小指と環指のしびれ」ですから，尺骨神経麻痺だとすぐにわかりますね．他にもいろいろと書いてありますし，画像もありますが，cが正解．

末梢神経伝導検査は，肘部で障害されていることを示唆しているのですが，そこまで読み切れなくても全く問題なし．そもそも他の選択肢の疾患では，単神経障害を起こすとは考えにくいです．

ちなみにですが，手首レベルでも尺骨神経が解剖学的に狭いスペースがあり，そこを Guyon 管といいます．参考までに．

60歳の男性．左手関節の背屈ができなくなったことを主訴に来院した．3日前，飲酒後に居間の肘掛け付き椅子で朝まで眠っていたという．目が覚めてから左手関節の背屈ができず，左母指と左示指との背側にしびれ感があることを自覚した．2日間様子をみていたが，回復しないため受診した．

障害された可能性が高い神経はどれか．

a　腋窩神経

b　筋皮神経

c　橈骨神経

d　正中神経

e　尺骨神経

思考のプロセス

　左手関節の背屈ができない＝下垂手ですから，橈骨神経麻痺が最も考えられます．肘掛け椅子で眠っていたということより，これによる長時間の圧迫で生じたのでしょうね．しびれ感が手背にあることも合致します．よって，cが正解．他の選択肢はみるまでもないでしょう．

100B56

腕神経叢麻痺の原因で最も多いのはどれか.

a 転倒

b バイク事故

c スポーツ外傷

d 重いリュックサック

e 手術時の不適切肢位

思考のプロセス

　腕神経叢麻痺の原因として，最も多い交通事故は少なくとも覚えておきましょう．よって，b が正解．他の選択肢でも起きうる可能性はありますが，これらは稀です．

50歳の男性．右足先が上がらないことを主訴に来院した．昨夜，泥酔して右脚を上にして脚を組んだ状態で寝込んでしまったところ，今朝，目覚めたときに右の足関節を背屈できなくなっていた．徒手筋力テストでは，左下肢はすべて正常，右下肢では膝関節の屈曲伸展と足関節の底屈とは正常，足関節の背屈は 2 と低下している．右下腿外側と足背とに感覚低下を認める．下肢の腱反射は左右とも正常である．

障害されているのはどれか．

a　大腿神経

b　閉鎖神経

c　坐骨神経

d　脛骨神経

e　総腓骨神経

思考のプロセス

　右脚を組んで寝てしまった後に足の背屈障害を起こしていることから，総腓骨神経麻痺が最も考えられます．MMT は足関節の背屈以外は正常で，腱反射も正常であることから，単神経障害で間違いありません．また，下腿外側〜足背の感覚障害を起こしている点も総腓骨神経麻痺に合致します．よって，e が正解．

　他の選択肢もみてみましょう．a であれば，股関節の屈曲や膝関節の伸展が障害されるはずです．b も違います．股関節の内転が障害されるはずです．c であれば背屈に加えて底屈も障害されるはずですし，そもそも深いところを通っているので，足を組んだだけでは麻痺しません．間違えるとしたら d ですかね．どっちが背屈だっけ？と迷った人はしっかり復習しておいてください．脛骨神経麻痺では底屈障害を起こし，感覚障害は下腿の後ろ〜足底にみられるはずです．

16 余裕があればおさえたいところ その他

◆前距腓靭帯損傷はいわゆる足首の捻挫

　足首の外側にある靭帯のうち，最も重要な働きをするのが前距腓靭帯です．過剰に内反（内がえし）してしまうことで，この靭帯を痛めてしまい，ひどい場合は断裂することもあります．

　スポーツをやっていた人にはお馴染みだと思いますが，初期対応としては**RICE** が有効です．これは，

- ・Rest（安静）
- ・Ice（冷却）
- ・Compression（圧迫）
- ・Elevation（挙上）

の頭文字をとったもので，研修医になったら必ず覚えておかなければならないものです．「たかが捻挫……」と思いがちですが，初期対応を疎かにすると骨折よりもタチが悪くなるので，必ず整形外科医につなげてください．

◆アキレス腱断裂では底屈が障害される

　アキレス腱断裂の多くはスポーツの最中に起こり，直後は激しい痛みを生じます．落ち着くと「**歩行はなんとか可能だが，つま先立ちが不可能**」という状態になります．

　大事なのは，身体所見です．2つほどあり，1つは直接触れて**陥凹**を確認します．本来あるはずのアキレス腱が触れません（**図16-1**）．もう1つは，腓腹筋（ふくろはぎ）を使います．通常であれば腓腹筋をつかむと収縮するた

め，足関節の底屈がみられるはずですが，アキレス腱が断裂しているとそれが起こりません．これを **Thompson テスト**といいます（**図 16-2**）.

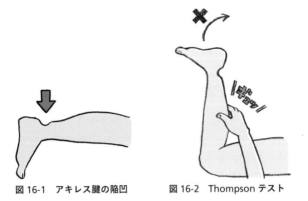

図 16-1　アキレス腱の陥凹　　　図 16-2　Thompson テスト

　保存療法と手術については治療成績に差がないといわれているため，基本的には保存療法でみることが多いですが，スポーツ選手などアクティビティの高い人では手術（腱の縫合）を行うこともあります．

◆脊柱側弯症は検診で引っかけて X 線で診断する

　側弯症は，脊椎が左右に大きく曲がってしまった状態です．多くは**学校検診**で発見されます．右図をみてください．前屈させ，肩甲骨の左右差と肋骨隆起の有無でスクリーニングをします（**図 16-3**）．ただ，前かがみになってもらうだけですので，非常に簡便ですね．

　女児に好発します．無症状のことが多いため，基本的には**保存療法**ですが，症状を生じたり，整容的に問題がある場合には手術を行うこともあります．

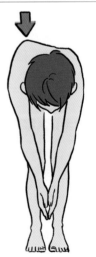

図 16-3　脊柱側弯症

◆胸郭出口症候群は「なで肩」がキーワード！

　稀な疾患ですが，解剖学的構造とリンクしていて面白いので取り上げておきます．鎖骨下動脈や腕神経叢が首から上腕に向かう途中には解剖学的にいくつか狭い箇所があり，特に斜角筋群による圧迫が有名です（**図16-4**）．血管が圧迫されれば虚血による疼痛や冷感，神経が圧迫されれば筋力低下やしびれを生じます．

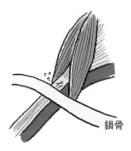

鎖骨

図16-4　斜角筋群による圧迫

　狭くなりやすい人物像として，**なで肩の若年女性**や**マッチョな若年男性**が有名です．肩を挙げる動作をするとより狭くなる（増悪する）のが特徴で，身体所見はこれを利用します．具体的には，手を挙げてもらって，橈骨動脈の拍動が低下するかどうかをみます．これを**Wright テスト**といいます（**図16-5, 16-6**）．

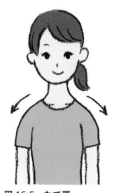

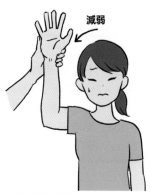

減弱

図16-5　なで肩　　　**図16-6　Wright テスト**

なで肩 → 胸郭出口症候群をまず考えよう!

基本的には**保存療法**ですが，症状が強いときはスペースを広げるために，斜角筋群や鎖骨を切除することもあります．

◆ガングリオンは美容上問題となる

「ガン……」からは，怖い疾患を想像しますが（笑）．関節近くの構造物（関節包など）から生じるただの嚢胞で，中身はちょっとネバネバする粘液を含みます．関節があればどこにでも生じるものであり，**四肢**に好発します．

無症状であれば保存療法で問題ありませんが，神経を圧迫したりして症状をきたした場合には手術（穿刺や摘出術）を行うこともあります．

◆ MMT で筋力低下の程度を表現しよう!

最後に MMT を学んで終わりにしたいと思います．おさえておくべきポイントは 2 つであり，1 つは「**3**」について確実に覚えること，もう 1 つは**「5 が normal で 4 が good」**だということです．一見，normal より good の方が良いように感じてしまいがちですが，ここは要注意です．

重要 **MMT まとめ**

5：normal（正常）
4：good（軽度の筋力低下）
3：fair（**重力にギリギリ逆らえる!**）
2：poor（重力を除けば動かせる）
1：trace（筋収縮のみ）
0：zero（筋収縮もない）

ちなみにですが，「4」にするか「5」にするかはかなり曖昧で，「5」ではないけど「3」でもないときに「4」かなぁ〜という感じで使用します．人によっては，正常ではないけど異常ともいえないときに，「4」とする人もいます．当然，評価者によってバラつきが生じます．そんなわけですので，「4」は厳密に区別する意味はなく，ざっくばらんに覚えてしまって問題ありません．

前距腓靭帯損傷

受傷機転	過剰な内反
症状	疼痛，腫脹
検査	MRI
初期対応	RICE (Rest, Ice, Compression, Elevation)
備考	ときに骨折より治りが悪い

アキレス腱断裂

原因	外傷（特にスポーツ）
症状	痛み 歩行は可能だが，つま先立ちが不可能となる
身体所見	陥凹 Thompson テスト
治療	保存療法（ギプス固定など） 手術療法（腱縫合）

脊柱側弯症

好発	女児
原因	**特発性** 脳性麻痺，Marfan 症候群，Ehlers-Danlos 症候群 神経線維腫症Ⅰ型，Duchenne 型筋ジストロフィー
症状	無症状
身体所見	前屈位による肩甲骨の左右差・肋骨隆起
検査	X 線
治療	保存療法（装具など），手術

胸郭出口症候群

好発	なで肩の若年女性，筋肉質な若年男性
病態生理	何らかの要因によって鎖骨下動脈や腕神経叢が圧迫される
症状	疼痛，冷感，筋力低下，しびれ
増悪因子	肩の挙上
身体所見	Wright テスト
治療	保存療法（疼痛コントロールなど） 手術

ガングリオン

病態生理	関節近くの構造物（関節包や腱鞘など）から生じる嚢胞
症状	**無症状**（ときに圧痛）
検査	MRI
治療	保存療法 手術（嚢胞穿刺，摘出術）
備考	内容物はゼリー様物質

解 い て み た
その他

オリジナル

前距腓靱帯損傷における初期対応で**誤っている**のはどれか.

a 安静

b 冷却

c 圧迫

d 挙上

e 手術

思考のプロセス

　靱帯損傷に対する初期対応としては，Rest, Ice, Compression, Elevation の RICE を行うことが重要です．手術を検討することもありますが，まずは初期対応をしっかり行って，後日での判断となります．よって，e が正解.

16
その他

17歳の男性．左踵の疼痛を主訴に来院した．本日クラブ活動中に，高く跳躍して着地したところ，突然プチッという鈍い音がしたのと同時に，激しい衝撃を感じた．歩行はなんとか可能だが，爪先立ちができない．

この患者で重要な身体所見はどれか．

a　Phalen 徴候

b　Tinel 徴候

c　McMurray test

d　Spurling test

e　Thompson test

思考のプロセス

　病歴からは明らかにアキレス腱断裂とわかりますね．これに対応する身体所見を選べばよいので，e が正解．

　この問題については正解することよりも，他の選択肢についてきちんと1つずつ，どんな疾患に用いる身体所見なのかを言い当てられるところまでを目標としましょう．

　a は手根管症候群（正中神経麻痺）に有用ですね．b は正中神経麻痺および尺骨神経麻痺に有用です．c は半月板損傷に用います．d は頸椎症に有用でした．しっかり，復習しておいてください．

102I16

学校における脊柱側弯症検診で着目すべき所見はどれか. **2つ選べ.**

a 漏斗胸

b 肋骨の隆起

c 肩甲骨の位置

d 仙椎部の腫瘤

e Lasègue 徴候

思考のプロセス

　脊柱側弯症のスクリーニングは，前屈位で肩甲骨の左右差と肋骨隆起の有無をみれば OK. よって，b, c が正解. 他の選択肢はみるまでもありません.

　ちなみにですが，80％は**特発性（原因不明）**です. しかし，脳性麻痺，Marfan 症候群，神経線維腫症Ⅰ型，Ehlers-Danlos 症候群，Duchenne 型筋ジストロフィー症などに合併することも知られています. 脊柱側弯症を見つけたら，こういったものが背景にないかも検討する必要があります.

20歳の女性．コンピュータ入力作業中に右上肢のしびれとだるさとを自覚するようになり来院した．なで肩で右上肢下垂時に症状が強くなる．右前斜角筋部に強い圧痛がある．深部腱反射は正常で，病的反射はない．感覚障害と筋力低下とはみられない．

考えられる疾患はどれか．

a　肩鎖関節炎

b　肩関節周囲炎

c　関節リウマチ

d　胸郭出口症候群

e　頸椎椎間板ヘルニア

思考のプロセス

　「なで肩」とくれば，胸郭出口症候群に1対1対応のキーワードになります．だるさは動脈圧迫による虚血，しびれは神経圧迫による神経症状と推測できます．よって，dが正解．他の選択肢はみるまでもありません．

　ちなみにですが，パソコン入力作業はVDT作業ともいい，首を前に出しがち＆腕が固定された状態が続くため，斜角筋群へ負荷がかかります．ある意味，斜角筋群の筋力トレーニングをしているようなものであり，筋肥大を生じてスペースが狭くなり，胸郭出口症候群に至るというわけです．現代人に起こりやすいと言われており，皆さんも他人事ではないかもしれません．

106F9

徒手筋力テストで，重力の影響を除いた肢位であれば全関節可動域を動かすことができる最小の段階はどれか．

a　5〈Normal〉

b　4〈Good〉

c　3〈Fair〉

d　2〈Poor〉

e　1〈Trace〉

思考のプロセス

　MMT はとりあえず「3 で重力にギリギリ逆らえる」ということを知っておくことが大事です．そこを基準に他のものを考えればよいでしょう．今回は，重力を除けば動かせるということなので，3 よりも 1 個下に落とした 2〈Poor〉になります．よって，d が正解．

16

その他

17 X線一覧

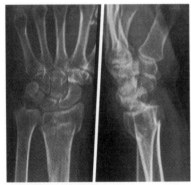

Colles 骨折（108A48）

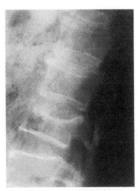

椎体圧迫骨折（100D20）

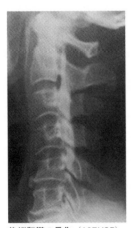

後縦靱帯の骨化（107H25）

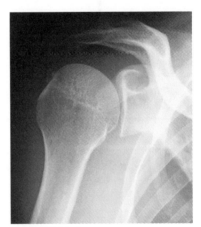

石灰沈着性腱板炎

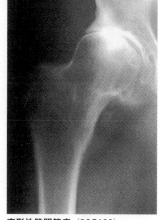

離断性骨軟骨炎（105I41）

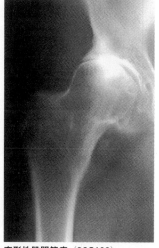

変形性股関節症（96G100）

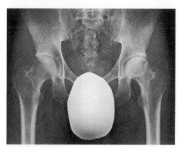

帯状硬化（108I53）

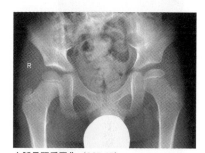

大腿骨頭扁平化（98D45）

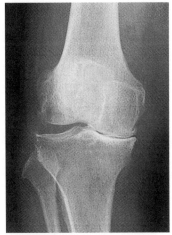

変形性膝関節症（104E57）

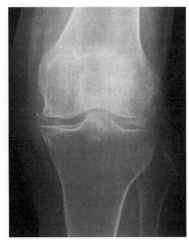

偽痛風（110F26）

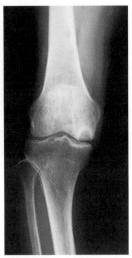

特発性骨壊死（104I59）

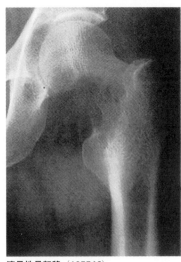

溶骨性骨転移（105E46）

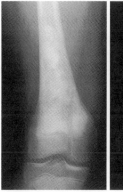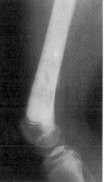

骨肉腫（103I69）

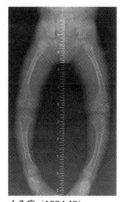

くる病（108A49）

18 身体所見まとめ

Spurling テスト
頚椎症

Jackson テスト
頚椎症

Straight leg raising（SLR）テスト/下肢伸展挙上テスト
坐骨神経障害（腰椎椎間板ヘルニアなど）

Lasègue 徴候
坐骨神経障害（腰椎椎間板ヘルニアなど）

Allis sign
発育性股関節形成不全

膝蓋跳動
膝の関節水腫 or 関節血症

前方引き出しテスト
前十字靱帯（ACL）損傷

後方引き出しテスト
後十字靱帯（PCL）損傷

外反ストレステスト
内側側副靱帯（MCL）損傷

内反ストレステスト
外側側副靭帯（LCL）損傷

Lachman テスト
前十字靭帯（ACL）損傷

McMurray テスト
半月板損傷

Apley compression テスト
半月板損傷

Phalen テスト
正中神経麻痺

Perfect O sign
正中神経麻痺

Tinel 徴候
① 正中神経麻痺（手根管）
② 尺骨神経麻痺（肘部管）

Thompson テスト
アキレス腱断裂

Wright テスト
胸郭出口症候群

19 天沢流キーワード術

小児の骨折
① 上腕骨顆上骨折
② 上腕骨外顆骨折

高齢者の骨折
① 橈骨遠位端骨折（特に Colles 骨折）
② 椎体圧迫骨折
③ 大腿骨頸部骨折

腰痛＋片側性の末梢神経症状
腰椎椎間板ヘルニア

間欠性跛行
① 馬尾症状
② 末梢動脈疾患（ASO/TAO）

中高年の肩痛＋可動域制限
腱板断裂
※石灰沈着性腱板炎や肩関節周囲炎もある

親が子供の腕を引っ張った
肘内障

リトルリーグ
離断性骨軟骨炎

中高年の膝の痛み

変形性膝関節症

※偽痛風や特発性骨壊死もある

スポーツによる膝の痛み（若年者）

① **靭帯損傷**

② **半月板損傷**

青色強膜

骨形成不全症

なで肩

胸郭出口症候群

解いてみた
総合問題

111I13

足関節の可動域を測定して次の結果を得た.

考えられるのはどれか.

a 足関節拘縮
b 脛骨神経麻痺
c 総腓骨神経麻痺
d アキレス腱断裂
e 足関節靱帯損傷

	背屈	底屈
自動運動	不能	45°
他動運動	20°	45°

思考のプロセス

　足の背屈は総腓骨神経支配で主に前脛骨筋が関与し，底屈は脛骨神経支配で主に後脛骨筋が関与します.

　今回は病歴がなく，身体所見のみで判断させる問題です．表をみると，背屈のみが困難となっていますね．よって，cが正解．ちなみにですが，**自動運動よりも他動運動の方が可動域は大きくなるのが普通です**．ストレッチをするとき，だれかに負荷をかけてもらった方がより曲がることは体験済でしょう.

　他の選択肢もみておきます．aの拘縮であれば自動運動・他動運動など関係なく，「不能」になるはずです．b，dならば底屈ができなくなりますね．eはいわゆる足首の捻挫のことで，疼痛が主体であり，可動域はほぼ正常のことが多いです.

72歳の男性．歩きにくさと転倒しやすいこととを主訴に車椅子で来院した．
5年前に頸椎後縦靱帯骨化症に対して椎弓形成術を受け，その後T字杖歩行
が可能となり在宅生活は自立したが四肢のしびれ感は続いていた．1週前に
居室で転倒し，転倒直後には右足関節の痛みを自覚したが腫脹はなかった．
右足関節の痛みは改善したが，歩行困難があり転倒しやすいため受診した．
妻と娘との3人暮らし．要支援2の認定を受けている．意識は清明．体温
36.4℃．脈拍72/分・整．血圧116/74 mmHg．呼吸数24/分．徒手筋力テス
トで上肢は5，下肢は4である．つま先立ちと片足立ちとは不安定で転倒し
やすい状態である．アキレス腱反射は軽度亢進している．右足関節X線写
真に異常を認めない．
この患者への対応として適切なのはどれか．**3つ選べ**．

a　大腿四頭筋訓練
b　自宅の環境整備
c　電動車椅子処方
d　短下肢装具処方
e　バランス訓練

思考のプロセス

　頸部のOPLLの既往がある男性が，歩きにくさなどを自覚しています．経
過からはOPLLが増悪したのでは？と考えるのが自然でしょう．対応につい
てみていきます．

　aはいいですね．下肢のMMTが4と軽度低下していますし，リハビリは
いつでも重要です．**神経を立て直したとしても，動かす筋がなければ意味が
ありません**．bもいいですね．上肢のMMTは保たれているので，手すりを
配置するなど工夫すれば転倒のリスクを減らせそうです．cは間違い．**不可
逆的な変化でない限り，車椅子はできるだけ使用しない**というスタンスがあ
ることをお話しましたね．また，"電動"の車椅子は上肢をうまく使用する
ことができない場合に考慮するものなので，なおさら選びにくい．dも間違
い．足関節を1週間前に痛めていますが，すでに改善しています．eは正し
い．a同様，リハビリの一環です．よって，a，b，eが正解．

113D7

運動器に対する慢性的な過負荷が発症に**関連しない**のはどれか.

a　腰椎分離症

b　職業性腰痛

c　離断性骨軟骨炎

d　大腿骨頭壊死症

e　Osgood-Schlatter 病

思考のプロセス

　見慣れない疾患もありますが，自分の持っている知識で解けることを信じましょう．d はアルコールやステロイドがリスクとなり，血行障害によって骨の壊死をきたす疾患でした．よって，d が正解.

　他の選択肢は本来みる必要のないものですが，気になる人もいるかと思うので，一応触れておきます．a の分離症は初出であり，椎弓の疲労骨折のことです．b は引っ越し業者など重い荷物を運んだりする人にみられる腰痛です．c は野球肘として有名ですが，肘を酷使することによって生じます．e は第 10 章の問題 95G47 改変（→ P.120）でも触れましたが，膝蓋腱の繰り返す負荷によって生じます.

　これらは＋αの知識なので，余裕があれば覚えてもよいですが，この問題に関しては d を一発で選べればそれでよいです.

人工関節置換術について正しいのはどれか. **2つ選べ.**

a 術後は MRI 検査が禁忌である.

b 感染性の関節疾患に良い適応がある.

c 骨粗鬆症のある患者には適応が少ない.

d 股関節と膝関節への適応が多い.

e 深部静脈血栓症のリスクが高い.

思考のプロセス

　1つずつみていきましょう. a は間違い. 大昔のものだと禁忌になってしまうものもあるにはあるのですが, 現在使用されている人工関節は基本的に MRI 対応です. b は禁忌. 人工物は感染を助長してしまいます. c も間違い. 代表的な適応疾患として, 大腿骨頸部骨折がありますが, これは背景に骨粗鬆症があることがほとんどです. d はいいですね. 人工関節置換術はどの関節でも行われますが, 体重負荷のかかりやすい股関節と膝関節の2つが多いです. この2つの関節は歩行にも重要ですし, 頻出です. e もいいですね. DVT といえば整形外科・婦人科の手術後に多いというのは国試で有名な知識です. よって, d, e が正解.

112D52 難問

78歳の女性. 左股関節痛のため救急車で搬入された. 本日朝, 正座をして
いて立ち上がろうとしたときに, バランスを崩して転倒し, 痛みのため歩行
不能となった. 8か月前に左変形性股関節症に対する左人工股関節全置換術
を受け, 術後経過は良好で, 股関節に痛みを感じることなく歩行できていた.
既往歴に特記すべきことはない. 左股関節は屈曲, 内転, 内旋位をとってい
る. 血液生化学所見に異常を認めない. 股関節のエックス線写真を別に示す.
初期対応として適切なのはどれか.

a 関節造影
b 関節穿刺
c 左下肢のギプス固定
d 左股関節の徒手整復
e 左下肢の持続鋼線牽引

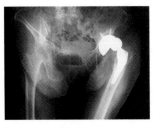

思考のプロセス

　人工股関節全置換術が施行されているとのことであり, X線でもそれがわ
かりますね. 人工関節置換術後という情報をなくせば, 病歴からは大腿骨頸
部骨折を考えるエピソードです.

　この問題が試験本番で出されていたら, 私なら迷いなく捨てます（笑）.
なぜなら, 国試レベルをはるかに超えているからです. われわれ臨床医の視
点でいえば, 人工関節置換術後に気をつけることとして, 感染, 破損, 再骨
折・脱臼がまず挙げられます. そして, このX線をみれば脱臼しているこ
とが一発でわかります. しかしそれはあくまでも, **普段から正常を含めたX
線を見慣れているから**に過ぎません. いつもと違う！と気づくためには経験
知が必要であり, それを皆さんたちに求めるのはちょっとお門違いかな, と
個人的には思います.

　答えは, 脱臼整復のための d が正解. 繰り返しますが, この問題は, 医
学生の皆さんには確実にオーバーワークです. **なにを学ぶかも大切ですが,
なにを学ばないかも, とても大切な選択です.**

105D19 改変

緊急手術を要するのはどれか．**3つ選べ**．

a 蜂窩織炎

b 壊死性筋膜炎

c Brodie 骨膿瘍

d 手の化膿性腱鞘炎

e 乳児化膿性股関節炎

思考のプロセス

　1つずつみていきましょう．a は違いますね．蜂窩織炎は皮下組織が主体の感染症であり，抗菌薬での治療が基本となります．b はいいですね．デブリドマン，抗菌薬，ときに高圧酸素療法などを行う緊急疾患です．詳細は同シリーズの「まとめてみた 皮膚科」を参照ください．c は急性骨髄炎を経ない慢性骨髄炎のことでした．その名のとおり「慢性疾患」なので，緊急性はありません．ということで d，e も自動的に正解だとわかります．これらは抗菌薬だけでなく，切開排膿やドレナージがときに必要となります．b，d，e が正解．

お疲れ様でした！
またどこかでお会いしましょう！
著者 天沢ヒロ

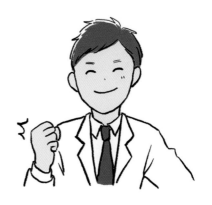

チェック問題 ✎ 骨折（総論）

- [ ] 骨折を生じると，疼痛や腫脹が起きる
- [ ] 骨折の検査にはX線だけでなく，CTやMRIも有用である
- [ ] 骨折の原因として，外傷，病的骨折，疲労骨折の3つがある
- [ ] 骨折をみたら，まず開放骨折（複雑骨折）を除外する
- [ ] 骨折の合併症として，感染，血管・神経損傷，コンパートメント症候群，偽関節，複合性局所疼痛症候群（CRPS），脂肪塞栓などが挙げられる
- [ ] 開放骨折では感染のリスクが高くなるので，内固定は禁忌である
- [ ] 開放骨折の治療は，デブリドマン，創外固定，抗菌薬の3つである
- [ ] 閉鎖骨折の治療は，非観血的整復術と観血的整復術に分けられる
- [ ] 非観血的整復術は，徒手整復，牽引法，外固定，装具療法が代表的である
- [ ] 観血的整復術は，内固定，創外固定，人工関節置換術が代表的である
- [ ] コンパートメント症候群は，組織内圧上昇による血行・神経障害である
- [ ] コンパートメント症候群の治療はギプスを外す，筋膜切開である

チェック問題 🖉 骨折（小児）

- [ ] 小児は骨の自家矯正能力が高いため，原則は保存療法（非観血的整復術）を行う
- [ ] 小児の骨折といえば上腕骨顆上骨折・上腕骨外顆骨折の 2 つを考える
- [ ] 小児の骨折は転倒して手をついたときに生じやすい
- [ ] 上腕骨顆上骨折の合併症は内反肘，Volkmann 拘縮である
- [ ] 上腕骨外顆骨折の合併症は外反肘（+尺骨神経麻痺）である
- [ ] Volkmann 拘縮とは前腕のコンパートメント症候群によって生じた不可逆的な関節拘縮のことである
- [ ] 外反肘は Turner 症候群でもみられる

チェック問題 ✏️ 骨折（高齢者）

☐ 高齢者の骨折は，骨粗鬆症や骨腫瘍（特に骨転移）などを背景とした病的骨折が多い

☐ 高齢者の骨折といえば橈骨遠位端骨折，椎体圧迫骨折，大腿骨頸部骨折の 3 つが代表的である

☐ 橈骨遠位端骨折の受傷機転は「転倒して手をついた」である

☐ 橈骨遠位端骨折のうち手掌をついて遠位骨片が背側に転位したものを Colles 骨折といい，放置するとフォーク状変形をきたす

☐ また，橈骨遠位端骨折では手根管症候群（→正中神経麻痺）を合併しやすい

☐ 椎体圧迫骨折の受傷機転は「尻もちをついた」である

☐ 椎体圧迫骨折の身体所見では叩打痛がみられる

☐ 椎体圧迫骨折の X 線では 20％以上の陥凹がみられる

☐ 椎体圧迫骨折の治療は安静＆リハビリである

☐ 大腿骨頸部骨折の受傷機転は「転倒」である

☐ 大腿骨頸部骨折では歩行や立ち上がりが困難となる

☐ 大腿骨頸部骨折は寝たきりになりやすく，早期の観血的整復術（特に人工骨頭置換術）の適応となる

- ☐ 脊椎は骨，脊髄は神経である
- ☐ 脊椎は X 線/CT，脊髄は MRI で主に評価する
- ☐ C4/5 レベルの椎間孔が狭いと C5 神経の異常が出る
- ☐ L3/4 レベルの椎間孔が狭いと L3 神経の異常が出る
- ☐ 運動ニューロン主体なら，脱力や筋力低下が訴えとなる
- ☐ 感覚ニューロン主体なら，しびれが訴えとなる
- ☐ 脊髄症を疑うのは，腱反射亢進，痙性麻痺，Babinski 徴候がみられたときである
- ☐ 神経根症を疑うのは，腱反射低下，弛緩性麻痺，線維束性攣縮がみられたときである
- ☐ 頸椎症は変性で生じ，頸部痛，脊髄症，神経根症をきたしうる
- ☐ 頸椎症には Spurling テストないし Jackson テストが有用である
- ☐ 頸椎症の治療は保存療法でよいが，脊髄症があれば手術適応となる
- ☐ OPLL は椎体のすぐ後ろにある靭帯の骨化である
- ☐ OPLL は脊柱管狭窄を生じる
- ☐ OPLL は X 線/CT で診断できる
- ☐ OPLL は脊髄症があれば手術適応となる

- ☐ 脊髄は L1 レベルあたりで終わる
- ☐ 腰部の脊柱管内には馬尾がある
- ☐ 腰部脊柱管狭窄の原因として，加齢による腰椎症，OPLL，椎間板ヘルニア，脊椎すべり症などが挙げられる
- ☐ 椎間板ヘルニアは若年者に好発する
- ☐ 腰椎椎間板ヘルニアは，腰痛，馬尾症状，片側性の末梢神経障害（神経根症）をきたす
- ☐ L5 神経障害として，足趾の背屈障害・足背の感覚障害を起こす
- ☐ S1 神経障害として，足趾の底屈障害・足底の感覚障害を起こす
- ☐ アキレス腱反射の低下・消失があれば L5/S1 病変を疑う
- ☐ 馬尾症状としては，膀胱直腸障害，間欠性跛行，会陰部のしびれである
- ☐ 腰椎椎間板ヘルニアの身体所見として，下肢伸展挙上テスト（SLR）ないし Lasègue 徴候がある
- ☐ 椎間板ヘルニアの診断には MRI を用いる
- ☐ 椎間板ヘルニアの治療は保存療法が基本であり，安静，コルセット，鎮痛薬などが挙げられる
- ☐ 腰椎椎間板ヘルニアにおける緊急手術の適応は，膀胱直腸障害があるときである
- ☐ 脊椎すべり症は椎体の亜脱臼である
- ☐ 脊椎すべり症は脊柱管狭窄（→馬尾症状）を生じる
- ☐ 脊椎すべり症の治療は保存療法である

- ☐ 腱板断裂とは，棘上筋，棘下筋，小円筋，肩甲下筋などの rotator cuff の断裂である
- ☐ 腱板断裂・肩関節周囲炎は中高年に好発する
- ☐ 腱板断裂・肩関節周囲炎は肩痛や可動域制限をきたす
- ☐ 腱板断裂・肩関節周囲炎の鑑別には MRI が有用である
- ☐ 腱板断裂の治療は保存療法もしくは手術である
- ☐ 肩関節周囲炎の治療は保存療法である
- ☐ 肩関節脱臼は前方への脱臼がほとんどである
- ☐ 肩関節脱臼は X 線での診断が必須である
- ☐ 肩関節脱臼の治療は整復（Stimson 法など）である

チェック問題 🖉 肘

- ☐ 腕の疾患はほとんど小児に生じる
- ☐ 肘内障は，橈骨輪状靱帯が亜脱臼したものである
- ☐ 肘内障は，「母親が子供の腕を引っ張った」という病歴で診断する
- ☐ 肘内障では整復前に外傷歴がないことを確認し，あれば X 線を撮る
- ☐ 肘内障の整復は，肘の屈曲と回内 or 回外によって行う
- ☐ 離断性骨軟骨炎は野球少年（特にピッチャー）に好発する
- ☐ 離断性骨軟骨炎は骨（＋軟骨）の障害であり，X 線では関節内遊離体としてみられる
- ☐ 離断性骨軟骨炎の治療は保存療法（投球禁止など）もしくは手術である

- ☐ 「股関節痛」ときたら，まずは年齢で鑑別を行う
- ☐ 「股関節痛」をきたす疾患はすべて変形性股関節症につながる
- ☐ 「股関節痛」は，新生児・乳児なら発育性股関節形成不全，幼児〜小学生低学年なら Perthes 病，小学生高学年〜高校生（思春期）なら大腿骨頭すべり症，成人なら大腿骨頭壊死症，中高年なら変形性股関節症を考える
- ☐ 「股関節痛」をきたす疾患の治療は保存療法が基本であり，進行するならば手術を検討する
- ☐ 発育性股関節形成不全は開排制限を起こす
- ☐ 発育性股関節形成不全の身体所見では，病側の膝が低くなる・病側のしわが増えるがみられる
- ☐ 発育性股関節形成不全の治療は，厚めのオムツ，リーメンビューゲル装具，手術である
- ☐ Perthes 病は原因不明の血行障害が病態である
- ☐ Perthes 病の X 線所見は帯状硬化や大腿骨頭（骨端核）の扁平化である
- ☐ 大腿骨頭すべり症は肥満がリスクとなる
- ☐ 大腿骨頭すべり症の X 線所見は大腿骨頭（骨端核）の転位である
- ☐ 大腿骨頭壊死症はステロイド大量投与やアルコール多飲がリスクとなる
- ☐ 大腿骨頭壊死症の X 線所見は帯状硬化や大腿骨頭の扁平化である
- ☐ 変形性股関節症は肥満が増悪因子となる
- ☐ 変形性股関節症の X 線所見は，骨棘，骨硬化，関節裂隙の狭小化である
- ☐ 変形性股関節症の治療は，ダイエット，疼痛コントロール，運動制限，手術（人工関節置換術など）である

チェック問題 🖉 膝 （中高年）

- ☐ 膝痛は，若年 or 中高年で鑑別が大きく変わる
- ☐ 変形性膝関節症は中高年に好発する
- ☐ 変形性膝関節症は肥満が増悪因子となる
- ☐ 変形性膝関節症では O 脚（内反膝）を合併する
- ☐ 変形性膝関節症の X 線所見は，骨棘，骨硬化，関節裂隙の狭小化である
- ☐ 変形性膝関節症の治療は保存療法か手術である
- ☐ 変形性膝関節症の保存療法としては，ダイエット，大腿四頭筋訓練，鎮痛薬（NSAIDs など），足底板やサポーターがある
- ☐ 偽痛風（膝）は中高年に好発する
- ☐ 偽痛風（膝）はピロリン酸カルシウムという物質が沈着して起こる
- ☐ 偽痛風（膝）は発熱や膝痛を起こす
- ☐ 偽痛風（膝）の X 線所見は関節内（半月板）の石灰化である
- ☐ 偽痛風の治療は NSAIDs である

チェック問題 🖊 膝（若年者）

- [ ] 若年者の外傷歴＋膝の痛みでは，骨折以外に靱帯損傷や半月板損傷を考える
- [ ] 上記の有無をみるのに膝蓋跳動が簡便で有用である
- [ ] 上記の精査にはX線とMRIを用いる
- [ ] ACL損傷の身体所見として，前方引き出しテストやLachmanテストが有用である
- [ ] ACL損傷の治療は手術が基本となる
- [ ] PCL損傷はスポーツ外傷以外に交通事故（dashboard injury）が原因となる
- [ ] PCL損傷の身体所見として，後方引き出しテストが有用である
- [ ] PCL損傷の治療は保存療法が基本となる
- [ ] MCL損傷の身体所見として，外反ストレステストが有用である
- [ ] MCL損傷の治療は保存療法が基本となる
- [ ] 半月板損傷の身体所見として，McMurrayテストやApley compressionテストが有用である
- [ ] 半月板損傷の治療は症状の有無によって，保存療法か手術かが大きく決まる

☐ 整形外科の感染症の起因菌といえば，黄色ブドウ球菌をまず考える

☐ 整形外科の感染症は発熱と局所の痛み・腫脹から疑う

☐ 整形外科の感染症にはX線とMRI（＋造影）が有用である

☐ 整形外科の感染症では直接感染もしくは菌血症を考え，後者を疑えば血液培養と心エコーは必須である

☐ 整形外科の感染症には抗菌薬と切開排膿が有効である

☐ 急性骨髄炎は慢性骨髄炎や乳児化膿性股関節炎への移行がありえる

☐ 化膿性脊椎炎は2椎体病変が多い

☐ Brodie膿瘍とは急性骨髄炎を経ない慢性骨髄炎のことである

☐ 化膿性関節炎は関節穿刺で混濁・白血球著増がみられる

☐ 乳児化膿性股関節炎はオムツ交換時の啼泣や患部を動かさないなどの親からの情報が手がかりとなる

- ☐ 骨腫瘍は大きく，良性で放置していいもの，良性だけど症状があって掻爬が必要なもの，悪性で広範囲切除や化学放射線療法が必要なもの，の 3 つに分けられる
- ☐ 悪性骨腫瘍の特徴は，疼痛，骨破壊，骨外病変の 3 つである
- ☐ 骨腫瘍で最も多いのは転移性骨腫瘍である
- ☐ 原発性の骨腫瘍で最も多い良性腫瘍は骨軟骨腫である
- ☐ 原発性の骨腫瘍で最も多い悪性腫瘍は骨肉腫である
- ☐ 転移性骨腫瘍の原発巣で多いのは，肺癌，乳癌，前立腺癌である
- ☐ 転移性骨腫瘍の多くは溶骨性であるが，前立腺癌では造骨性である
- ☐ 転移性骨腫瘍の血液検査では ALP，Ca，腫瘍マーカーが上昇する
- ☐ 転移性骨腫瘍の存在診断には骨シンチグラフィが有用である
- ☐ 転移性骨腫瘍に対しては，NSAIDs やオピオイドによる疼痛コントロールが重要である
- ☐ 骨肉腫は膝周囲に好発する
- ☐ 骨肉腫の血液検査では ALP が上昇する
- ☐ 骨肉腫の X 線では骨成分の無造作な増殖がみられる
- ☐ 骨肉腫は肺転移しやすく，化学放射線療法を併用することもある
- ☐ Ewing 肉腫は 5〜15 歳の骨幹・骨盤に好発する
- ☐ Ewing 肉腫は炎症が強く，骨髄炎と誤診されやすい
- ☐ Ewing 肉腫は化学放射線療法が著効する
- ☐ 骨巨細胞腫は 20〜30 代の骨端に好発する
- ☐ 骨巨細胞腫の大きな問題は再発しやすい・悪性化することである
- ☐ 骨軟骨腫は 10〜20 代の骨幹端に好発する
- ☐ 内軟骨腫は 10〜20 代の指節骨に好発する
- ☐ 類骨骨腫は 10〜20 代の骨幹に好発し，夜間痛を起こす
- ☐ 軟骨肉腫は中高年に好発する

- ☐ 代謝性骨疾患があると易骨折性となる
- ☐ 骨粗鬆症は高齢女性に好発する
- ☐ 骨粗鬆症のリスクは，加齢，閉経，内分泌・代謝性疾患，ステロイドなど多彩である
- ☐ 骨粗鬆症の診断基準は骨密度低下（YAM＜70％）である
- ☐ 骨粗鬆症では骨吸収が優位となるが，骨マーカーは正常である
- ☐ 骨粗鬆症の治療は，ビスホスホネート，ビタミン D_3 製剤，SEAM，抗 RANKL 抗体が代表的である
- ☐ 骨形成不全症はⅠ型コラーゲンの合成障害である
- ☐ 骨形成不全症は易骨折性以外に青色強膜や難聴がみられる
- ☐ 大理石骨病は骨形成が優位となる
- ☐ 大理石骨病は易骨折性以外に汎血球減少をきたす
- ☐ 骨軟化症はビタミンD不足で生じ，その原因として，摂取不足，日光不足，腎不全などがある
- ☐ 骨軟化症では石灰化障害を起こし，類骨が過剰になる
- ☐ 骨軟化症では骨の成長障害（低身長）と骨の変形（特に○脚）をきたす
- ☐ 骨軟化症では続発性副甲状腺機能亢進症の合併もみられる
- ☐ 骨軟化症にはビタミンD製剤が有効である

チェック問題　🖊 脊髄損傷

☐ C4 は横隔膜が関わる

☐ C5〜6 は上腕二頭筋や腕橈骨筋が関わる

☐ C6〜8 は上腕三頭筋が関わる

☐ L3 は大腿四頭筋（膝蓋腱）が関わる

☐ S1 は下腿三頭筋（アキレス腱）が関わる

☐ デルマトームとして，上腕は C5，前腕は C6，乳首は Th4，臍は Th10，足背は L5，足底は S1 が目安となる

☐ 頸髄損傷で血圧が下がり，脈拍が下がる

☐ 頸髄損傷で損傷レベルより下では腱反射亢進となるが，受傷直後は腱反射低下となる

☐ 頸髄損傷では自律神経障害として，膀胱直腸障害，起立性低血圧，麻痺性イレウス，褥瘡を起こす

☐ 整形外科の手術後には肺塞栓症や廃用症候群がみられやすいため，術前からリハビリを行っておく

☐ 脊髄損傷のリハビリでは残存機能をいかに使うかが課題となる

☐ C5 レベル以上では全介助が必要である

☐ 腕の機能が残っていれば車椅子が使える

☐ 体幹の機能が残っていれば長下肢装具や歩行器が使える

☐ L5 以下であれば短下肢装具が使える

チェック問題 🖊 単神経障害

- ☐ 正中神経麻痺は中年女性に好発する
- ☐ 正中神経麻痺の原因は手根管症候群が多く，手の酷使，橈骨遠位端骨折，腫瘍，妊娠，アミロイドーシス（血液透析や関節リウマチなど），甲状腺機能低下症，先端巨大症などが要因となる
- ☐ 正中神経麻痺では，猿手，母指球筋萎縮，第1～3指（＋第4指半分）の感覚障害がみられる
- ☐ 正中神経麻痺の身体所見として，Tinel 徴候（手首），Phalen テスト，Perfect ○ sign が有用である
- ☐ 尺骨神経麻痺の原因は肘部管症候群が多く，肘の酷使，上腕骨外顆骨折，腫瘍，離断性骨軟骨炎などが要因となる
- ☐ 尺骨神経麻痺では，鷲手，骨間筋障害，第4指半分～第5指の感覚障害がみられる
- ☐ 尺骨神経麻痺の身体所見として，Tinel 徴候（肘）が有用である
- ☐ 橈骨神経麻痺の要因は，上腕骨骨折，鉛中毒，長時間の腋窩・上腕の圧迫である
- ☐ 橈骨神経麻痺では下垂手や手背の感覚障害がみられる
- ☐ 脛骨神経麻痺では足の底屈（つま先立ち）が障害される
- ☐ 腓骨神経麻痺では足の背屈（→下垂足）が障害される
- ☐ 坐骨神経麻痺では Lasègue 徴候が陽性になる
- ☐ 神経麻痺の治療は，原因の除去，保存療法，ステロイド局注，手術である

☐ 足の捻挫は前距腓靭帯損傷という

☐ 足の捻挫は過剰な内反によって起こる

☐ 足の捻挫に対しては，RICE で初期対応を行う

☐ 上記の処置は，安静（Rest），アイシング（Icing），圧迫（Compression），挙上（Elevation）の略である

☐ アキレス腱断裂ではつま先立ちができなくなる

☐ アキレス腱断裂の身体所見は陥凹や Thompson テストである

☐ アキレス腱断裂の治療は保存療法か手術である

☐ 脊柱側弯症は女児に好発する

☐ 脊柱側弯症は学校健診でスクリーニングされ，X 線で診断する

☐ 脊柱側弯症は前屈位で，肩甲骨の左右差と肋骨隆起がみられる

☐ 脊柱側弯症の治療は保存療法もしくは手術である

☐ 胸郭出口症候群はなで肩の若年女性や筋肉質な若年男性に好発する

☐ 胸郭出口症候群は何らかの要因により，鎖骨下動脈や腕神経叢が圧迫されて症状を起こした状態である

☐ 胸郭出口症候群は肩の挙上で増悪する

☐ 胸郭出口症候群の身体所見は Wright テストである

☐ 胸郭出口症候群の治療は保存療法もしくは手術である

☐ ガングリオンは関節近くの構造物から生じる嚢胞である

☐ ガングリオンの治療は保存療法もしくは手術である

☐ MMT は 6 段階評価である

☐ 強い抵抗でも運動可能ならば，MMT は 5 である

☐ 運動はできないが筋収縮があれば，MMT は 1 である

☐ 重力をなくし運動可能ならば，MMT は 2 である

☐ 抵抗には逆らえないが，重力に逆らう運動が可能ならば，MMT は 3 である